41

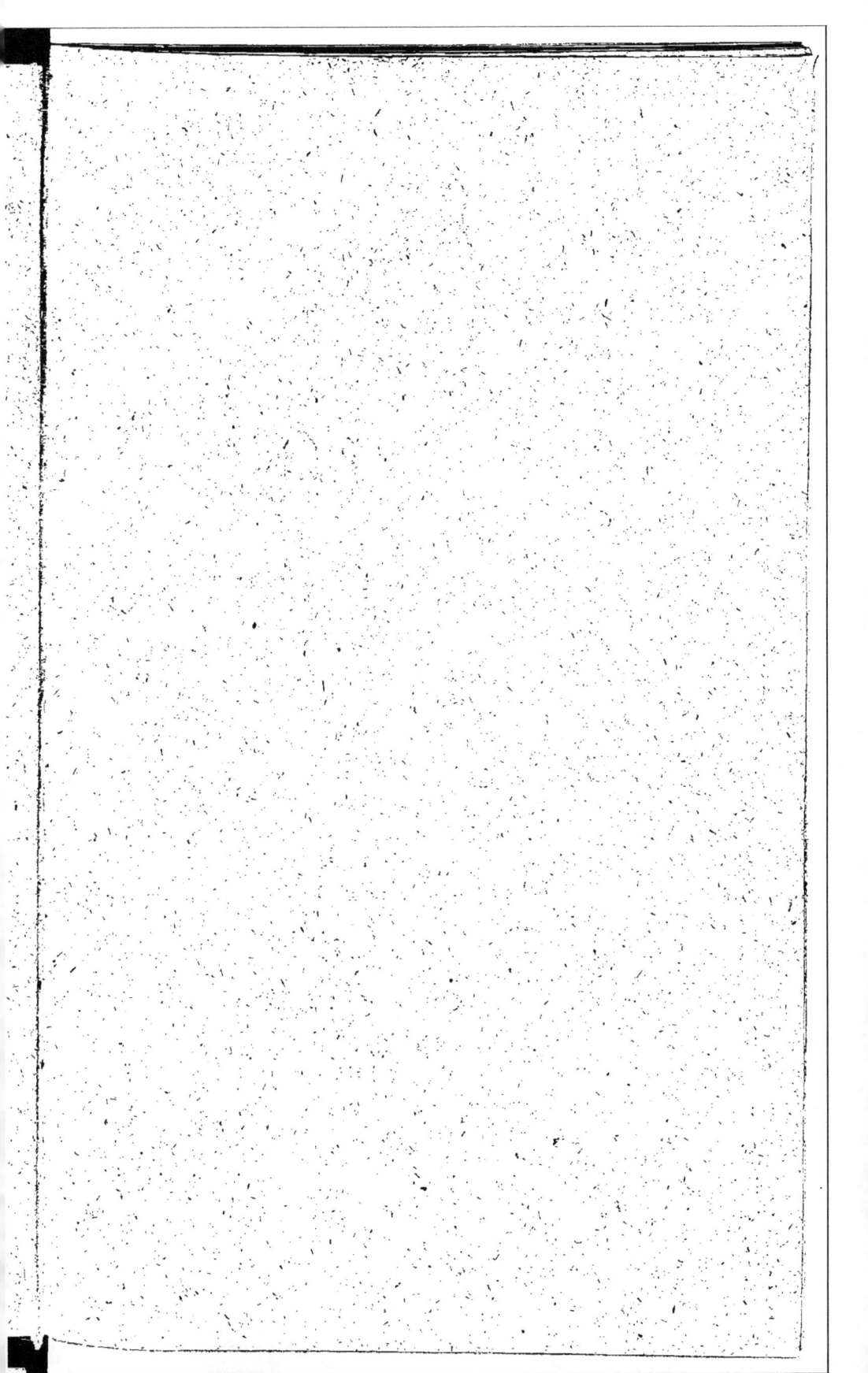

$T\,b\,^{41}_{12}$

DISSERTATION

SUR

LA CHALEUR VITALE.

DISSERTATION

SUR

LA CHALEUR VITALE,

Comprenant un examen des théories qui ont paru jusqu'ici, et l'exposition d'une explication différente.

Intellectus humanus in iis quæ semel placuerunt (aut quia recepta sunt et credita, aut quia delectant) alia etiam omnia trahit ad suffragationem et consensum cum illis, et licet major sit instantiarum vis et copia, quæ occurrunt in contrarium, tamen eas non observat, aut contemnit, aut distinguit, submovet et rejicit non sine magno et pernicioso præjudicio, etc. etc.

BACON, Nov. Org. Scient. Ap. **XLVI**, p. 286, éd. Francf.

PAR ANTOINE BOIN,

Médecin de l'Armée française dans la République Batave.

A PARIS.

AN X. — 1802.

PROFESSEURS.

CITOYENS.	COURS.
CHAUSSIER. DUMERIL.	Anatomie et physiologie.
FOURCROY. DEYEUX.	Chimie médicale et pharmacie.
HALLÉ. DESGENETTES.	Physique médicale et hygiène.
LASSUS. PERCY.	Pathologie externe.
PINEL. BOURDIER.	Pathologie interne.
PEYRYLHE. RICHARD.	Histoire naturelle médicale.
SABATIER. LALLEMAND.	Médecine opératoire.
PELLETAN. BOYER.	Clinique externe.
CORVISART. LEROUX.	Clinique interne.
DUBOIS. PETIT-RADEL.	Clinique de perfectionnement.
LEROY. BAUDELAUQUE	Accouchemens, maladies des femmes, éducation physique des enfans.
LECLERC. CABANIS.	Histoire de la médecine, médecine légale.
THOURET.	Doctrine d'Hippocrate, et histoire des cas rares.
SUE.	Bibliographie médicale.
THILLAYE.	Démonstration des instrumens de médecine opératoire, et des drogues usuelles.

Par délibération du 19 frimaire an 7, l'Ecole a arrêté que les opinions émises dans les Dissertations qui lui sont présentées, doivent être considérées comme propres à leurs auteurs, qu'elle n'entend leur donner aucune approbation ni improbation.

À MON PÈRE.

En vous offrant ce foible Essai, je n'ai pas à craindre qu'on m'accuse de flatterie : c'est à Vous que je dois tout, et l'hommage que je vous fais, est une dette que j'acquitte avec grand plaisir. J'aurois la certitude de réunir tous les suffrages, si le mérite de mon ouvrage égaloit ma reconnoissance et mon attachement.

A̲ɴᴛ. **BOIN**, *Médecin militaire.*

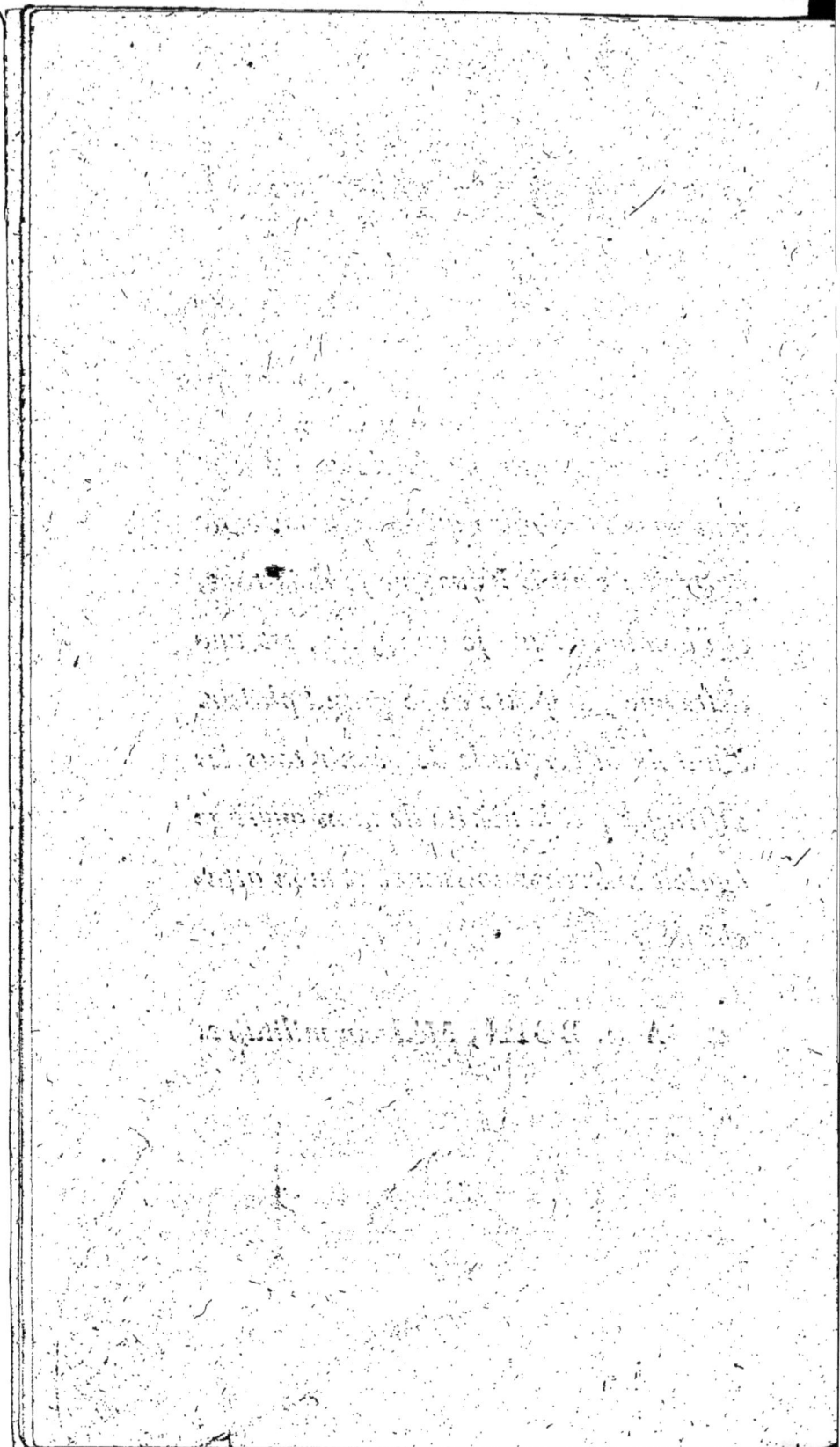

DISSERTATION

SUR

LA CHALEUR VITALE.

SECTION PREMIÈRE.

De la chaleur en général.

LA chaleur et le feu ont été considérés pendant long-tems comme une seule et même chose. Les philosophes anciens ne les distinguoient pas : Hippocrate emploie indifféremment les mots feu et chaud, πυρ, πυρετον, θερμον. Il regarde le feu ou la chaleur comme un être immortel, qui connoît tout, qui voit tout, entend tout, ce qui est déjà, comme ce qui doit arriver, *quod calidum vocamus, id immortale mihi esse videtur, cunctaque intelligere, videre et audire, sentireque omnia, tum præsentia, tum futura*, etc. *de Carnib.* Combinant les systêmes d'Hyppasus de Metapont et d'Héraclite d'Éphèse (de qui il avoit reçu des leçons de philosophie), lesquels reconnurent le feu pour élément unique, avec celui d'Empedocle d'Agrigente, qui admit et proclama le premier la réunion

* A 2

des quatre élémens, opinion suivie pendant
vingt-deux siècles, et renversée enfin par les
brillans travaux des chimistes français, Hippocrate suppose que pendant le chaos, une
première portion du feu, qu'il nomme *éther*,
s'éleva dans les régions supérieures, et que
trois autres portions unies chacune séparément à l'air, à l'eau, à la terre, se rangèrent
dans l'ordre de leur gravité respective. Quand
le chaos se démêla, toutes les parties de notre
corps sortirent de ces matières agitées d'un
mouvement circulaire et diversement combi-
nées dans leur volatilisation, etc. *Ibidem*, etc.
Il croyoit qu'une dose de cette matière ignée
étoit restée au-dedans de nous pour nous animer. C'est celle qu'il nomma le souffle divin,
le principe de la vie ; *calidum innatum*,
ignem in nobis connatum ; expressions qui
ont long-tems retenti dans les écoles. (*Voyez
Hipp. de morb. sac. aph. 14, 15, sect. 1, etc.*)

Les Péripatéticiens ne séparèrent pas non
plus la chaleur du feu ; d'après une très-fausse
idée, ils définissoient la chaleur une qualité
accidentelle réunissant les choses de nature
identique, séparant les matières dissemblables.
(*Vid. Aristot. in lib. de generatione, de res-
piratione, meteorologorum, etc. etc.*).

Les Epicuriens confondirent de même la

chaleur avec le feu, quand ils représentèrent
la chaleur comme la partie la plus déliée du
feu réduite en atomes et émanée des corps
ignés, ainsi que nous concevons les corps lu-
mineux répandant la lumière. Tous faisoient
de la chaleur un être physique. (*Voy. Diog.
Laerc., Lucrec., Seneq.* etc.)

Des physiciens célèbres, des siècles derniers, observant que dans une foule de circonstances il y avoit de la chaleur produite,
sans que le feu se fût manifesté par d'autres
signes sensibles, et sans qu'on pût, en quelque sorte, en soupçonner la présence, ces-
sèrent de regarder la chaleur comme une
propriété originairement et exclusivement
inhérente à une espèce particulière de corps.
Ils affirmèrent qu'elle n'étoit qu'un état ou
modification opérée dans les corps par des
moyens mécaniques. Elle ne fut plus qu'un
produit de mouvemens que chacun varia au
gré de son imagination. Ainsi R. Bacon la fit
dépendre d'un mouvement d'extension et
d'ondulation, par lequel les plus petites parties d'un corps tendent à s'éloigner de son
centre, et à s'élever avec rapidité (*de formâ
calidi*); Descartes, d'une agitation de molécules analogue à celle que le mouvement du
cœur et du sang font éprouver à toutes nos

parties (*Principes de Desc.*); Boyle, d'un mouvement rapide s'exerçant en toutes directions (*Traité de l'Origine mécanique du froid et du chaud*). Selon Newton, elle consiste, de même que le feu, dans une très-violente agitation. Un fer rouge, un charbon ardent, un métal en fusion, le soleil, ne sont que des corps, dont toutes les parties sont entraînées par un mouvement excessivement rapide.

Le plus grand nombre des auteurs s'accorda néanmoins à penser que la chaleur dépendoit du feu. Comme tous les corps sont susceptibles de devenir chauds, ils admirent le feu comme un élément répandu partout, présent en tous lieux, qui embrassoit les corps à l'extérieur et s'insinuoit dans les espaces vides qui séparent leurs parties, d'où il pouvoit être exprimé par le frottement, etc. (*J. G. s'Gravesande, Elém. de phys. tom. 2, ch. 1. Lemery, Mém. de l'Acad. 1713. Stahl, Mussembroeck, etc.*)

Boerhaave, qui a porté l'ordre et la clarté dans toutes les parties qu'il a traitées, a rassemblé dans son immortel ouvrage sur le feu, ce qui avoit été pensé et dit de plus raisonnable sur ce sujet, tant par ses prédécesseurs que par ses contemporains. Il considéra

le feu comme un corps créé particulier , qui
ne peut être produit par aucun autre corps ,
ni changer , ni cesser d'être feu (*Elem.
Chem. tom. 1 , pag. 71 , 102. et seq.*). Toujours présent partout , répandu uniformément dans tous les points de l'espace, il
cherche à s'y maintenir en équilibre. Il est
la cause de presque tous les effets qui frap-
pent nos sens dans le spectacle de la nature ,
et pourtant s'y dérobe lui-même comme corps
par la ténuité de ses parties ; qui lui per-
met de s'introduire dans les corps les plus
solides. Le plus souvent le feu demeure caché
et insensible. Quand il manifeste sa présence ,
c'est par certains effets qui n'appartiennent
qu'à lui , tels que la chaleur , la lumière , la
coloration , l'expansion ou la raréfaction des
solides et des liquides, la combustion , la fusion , etc. Il est rare que ces effets s'offrent
tous à-la-fois ; pour l'ordinaire , ils se présentent séparément. Lors même qu'il n'est pas
sensible pour nous , le feu éprouve un mouvement continuel , qu'il fait partager à tous
les corps. Ses molécules , sans cesse agitées ,
tendent à s'éloigner les unes des autres et à
écarter les particules des corps entre lesquelles
elles se sont logées ; celles-ci , au contraire ,
cherchent à se rapprocher et à se resserrer.

Cette tendance en sens opposé, établit une réciprocité d'action, dont la prédominance relative règle le volume des corps. Quand on échauffe un corps par le frottement ou la percussion, on ne produit pas une nouvelle quantité de matière ignée ; seulement par ces moyens mécaniques, on imprime à celle qui existe déjà un mouvement beaucoup plus rapide ; on en rassemble sur un espace plus étroit les particules éparses ; on l'enlève à certains points, pour l'accumuler sur d'autres.

Cette doctrine de l'illustre professeur de Leyde, sur le feu et sur la chaleur, surtout la manière vraiment analytique dont il la présenta, firent oublier ce qui avoit été écrit auparavant sur la même matière. On trouve dans cet excellent traité le germe heureux de quelques-unes de ces idées si grandes et si lumineuses, qui furent développées et publiées un demi-siècle après par Lavoisier, Fourcroi, Berthollet, Demorveau, Laplace, Meunier, Chaptal, Seguin, Hallé, Deyeux, Vauquelin, etc. C'est depuis ces hommes célèbres, à qui la nation française doit en partie l'honneur d'être aujourd'hui comptée la première entre celles qui cultivent les sciences physiques ; c'est depuis leurs expériences aussi nombreuses qu'exactes, qu'on a sur la chaleur des idées nettes et précises.

Ils commencèrent par distinguer soigneusement la chaleur de la cause qui la produit, et nommèrent cette cause ou matière de la chaleur, *calorique*. La chaleur résulte de l'accumulation de ce principe. Un corps est chaud parce qu'il est chargé de calorique susceptible de se dégager. Pour que la sensation de chaleur ait lieu, il faut que le corps chaud soit pourvu d'une plus grande quantité de calorique mobile, que l'organe qui s'y applique. C'est en raison de cet excès seulement, qu'il peut fournir du calorique; car, s'il en contient moins que l'organe, il lui en prendra, d'où naîtra la sensation opposée à celle de chaleur, le froid; s'il en contient une quantité précisément égale, il y aura équilibre du calorique, par conséquent point de mouvement ni de sensation. La vérité de ce principe n'est point infirmée par les jugemens, que nous prononçons dans certaines circonstances sur le froid ou sur le chaud; ces jugemens ne portent que sur le rapport de la sensation actuelle aux précédentes, et non sur la sensation elle-même, considérée à part et d'une manière absolue. Il faut dire la même chose de ces perceptions erronées qui ont lieu dans une foule de cas pathologiques.

(*V. Dehaën. tom. 1 , p. 192 et seq. et t. 2,
pag. 161. tom. 1 , pag. 328 etc. Stoll. etc.*)

Le calorique est un fluide très - subtil ,
compressible, dilatable, si éminemment élas-
tique , qu'on l'a cru le principe et la source
de toute élasticité. Il environne les corps , les
pénètre de toutes parts , se glisse entre leurs
molécules et fait effort pour les écarter ; il
parviendroit à les dissiper dans l'espace , et
bientôt il n'existeroit plus de corps solides , si
cette tendance n'étoit contre-balancée par une
autre force qui porte ces molécules à se rapprocher. C'est l'attraction qui a lieu entre les
petites comme entre les grandes masses. Les
molécules des corps se trouvent donc soumises
à deux forces qui cherchent à les entraîner
en sens contraire. Elles continueront de constituer un solide aussi long-tems que l'attraction
prévaudra ; mais quand la force répulsive les
aura portées au-delà de leur sphère d'attraction , le corps perdra sa solidité pour couler
comme un liquide ; ou bien , emporté par le
calorique , il se dispersera sous forme gazeuse.
Ne voyons-nous pas fréquemment l'eau se
présenter à nous dans l'un ou l'autre de ces
trois états , suivant la proportion de calorique
dont elle est pourvue ? La raréfaction par le
calorique est une loi générale à laquelle sont

assujettis tous les corps sans exception. Il est le principe unique de l'expansion de la fluidité et de la gazéïté. (*Voyez Lavoisier, Macquer, tom. 2, pag. 164, etc. Buffon, Int. à l'h. des min. tom. 1.*)

Comme ces effets ne peuvent être conçus et expliqués que par l'interposition d'une substance réelle et matérielle, le calorique a été mis au nombre des corps ; cependant sa pesanteur n'a été jusqu'à présent constatée par aucune expérience directe. La force répulsive et la propriété de pénétrer tous les corps indistinctement, sans jamais être réfléchi, semblent même exclure la gravité. On n'a pu conclure cette dernière que par analogie, en admettant tacitement que la répulsion cessoit à certaine distance encore indéterminée, et que les réflexions se déroboient aux sens des observateurs.

Dans l'état actuel des connoissances chimiques, le calorique est un corps simple ; il n'a pas encore été décomposé. Fût-il susceptible d'analyse, la difficulté de le recueillir dans des vases particuliers et dégagé de toute combinaison, l'y soustraira long-tems.

Il a ses affinités propres de même que les autres corps. C'est ainsi qu'il a une si grande tendance à s'unir à l'oxigène, à l'hydrogène, à l'azote, à l'acide carbonique, à l'acide fluorique, etc. qu'on ne peut jamais les obtenir isolés et dans l'état concret. On n'a pas calculé jusqu'à quel point et de quelle manière les affinités du calorique modifient la tendance à l'équilibre qui règle sa propagation. Au reste, de l'exercice de ses affinités dérive une très-grande variété de phénomènes. Le calorique joue un rôle fort important dans les combinaisons et les analyses naturelles, par lesquelles s'effectuent la minéralisation, la végétation, l'animalisation, et la production de météores.

L'identité du calorique avec la lumière, a été admise pendant long-tems. Cependant on avoit annoncé, mais sans en fournir de preuves, que la lumière étoit distincte du feu. Depuis peu le cit. Pictet (*Essai sur le feu*); Prévost (*Mémoire sur l'éq. du feu*), et plus récemment Herschell, ont rassemblé quelques faits, tenté quelques expériences pour séparer le calorique de la lumière, et la diversité de ces substances est à la veille d'être prouvée. (*Voyez le Journ. de phys. t. 34, pag. 314 et seq. Idem, an 10, etc.*)

C'est particuliérement par sa propriété expansive que le calorique devient l'agent le plus puissant de la nature, de même qu'il est

sans doute le principe le plus abondamment
répandu dans ses productions. Il se présente
dans des états bien différens. Les chimistes di-
sent qu'il est *libre*, quand il n'est engagé dans
aucune combinaison. A parler rigoureusement,
il n'est tel qu'au moment précis où il passe
d'un corps dans un autre ; c'est dans cet état
de liberté ou de circulation qu'il produit la
chaleur. On ne peut pas se le procurer ainsi
libre et isolé. Il est *combiné*, quand il constitue
partie de la substance ou de la solidité d'un
corps. Le calorique *interposé* est celui qui
existe entre les molécules des corps.

On appelle *calorique spécifique*, la quantité de calorique respectivement nécessaire
à différens corps égaux en poids, pour être
élevés à une température déterminée. Cette
quantité dépend de la texture plus ou moins
serrée des corps, des adhérences de leurs
molécules, peut-être de leur affinité pour
le calorique, toutes circonstances qui mesurent
la *capacité* des corps pour ce principe ; *voy.*
Lavoisier. Le citoyen Séguin comprend sous
cette dénomination de *calorique spécifique*,
le calorique *combiné* et le calorique *interposé*, ou la quantité totale de calorique que
contient un corps, dont la température est
déterminée, comparativement à celle que

contient un autre corps égal, soit en masse, soit en volume, et réduit à la même température. (*Voyez Fourcroi, Médecine écl. par les, etc. etc. 1791, p. 66, 129, 225, etc.....*)

Examinée sous le rapport des sensations, la chaleur a été distinguée en *latente* et *sensible.* La chaleur est *latente*, quand la quantité du calorique est trop faible ou lorsque le calorique est trop engagé dans ses combinaisons, pour que nous soyons avertis de sa présence. Cette expression est impropre, puisqu'alors il n'y a point effectivement de chaleur perceptible. Par *chaleur sensible* les chimistes entendent ce qu'on entend vulgairement par le seul mot *chaleur.* C'est la sensation faite sur nos organes par le calorique qui s'y est porté après avoir abandonné les corps voisins. Cette chaleur sensible a aussi été nommée *thermométrique,* parce qu'en plaçant un thermomètre à proximité des corps, d'où se dégage le calorique, l'instrument éprouve un changement par lequel nous mesurons la quantité qu'il a reçue de ce fluide. (*Voyez Lavoisier, Laplace, Black, Irwine, Wilcke, Crawfort, Séguin, Fourcroi, Landriani, Roux, Cigna, Richman, Démairan, Bergman, etc.*

SECTION II.

De la chaleur vitale en particulier, de ses phénomènes, tant en santé qu'en maladie.

Le calorique thermométrique tend à se répandre uniformément dans l'espace. Comme tous les fluides, il affecte l'équilibre; il s'échappe des corps qui en sont plus abondamment chargés, par un mouvement continuel et proportionné à son excès relatif, pour se porter de proche en proche sur ceux qui en sont moins pourvus, et que cet état en rend plus avides. Il ne cesse de se dégager que quand il a ramené l'équilibre et établi une température égale sur tout ce qui est compris dans l'étendue de sa sphère de propagation.

Tel est constamment le mode de distribution du calorique entre tous les corps animés et inanimés, quel que soient leur masse, leur volume, leur tissu, leur composition chimique, leurs affinités; mais il existe un ordre immense d'êtres plus favorisés de la nature, qui, non satisfaits de cette première portion qui leur est transmise, jouissent du privilège d'engendrer eux-mêmes de la chaleur et d'en communiquer à ce qui les avoi-

sine : ils se forment une température propre,
ordinairement supérieure à celle des milieux
qu'ils habitent, et qui se soutient à un degré de chaleur uniforme, malgré les variations fréquentes et par fois extrêmes, qui
surviennent dans la température de ces milieux. C'est un phénomène commun à tous
les êtres organisés. Ce caractère éminent,
quoique générique, ne les distingue pas moins
de la matière brute, que la sensibilité, l'irritabilité, le mouvement, la force digestive
ou assimilatrice, la résistance à la putréfaction, etc....

La *caloricité*, pour employer l'expression
d'un professeur célèbre de l'école de Paris,
s'observe dans les végétaux comme dans les
animaux les plus parfaits. Les expériences
de *Hunter* et de *Schopf* ont appris que,
pendant l'hyver, la chaleur végétale est supe-
rieure à celle de l'atmosphère, et qu'elle lui
devient beaucoup inférieure du printems à
la fin de l'automne. Dans tout être organique,
la chaleur naît avec la vie et finit avec elle :
elle l'accompagne dans tous les tems de sa
durée, elle en est le signe caractéristique, le
produit nécessaire.

Il y a plus d'une analogie à observer entre
la propriété d'engendrer de la chaleur et les
autres

autres forces vitales. Ainsi qu'elles, elle semble répondre à la belle structure des organes, au nombre, à l'étendue, à l'exercice libre et facile des fonctions, enfin à la plénitude de la vie qui résulte de ces conditions.

C'est une force universellement répandue dans l'économie vivante, s'exerçant aux extrémités comme au centre, dans la profondeur des parties comme à leur superficie. Toutes sont soumises à l'influence, ou plutôt toutes contribuent à la production de la chaleur. Comme elle résulte de l'action réunie des organes, elle s'éteint en même-tems que cette action. Un cadavre, un végétal mort cessent d'avoir une température à eux pour partager la température générale des milieux où ils se trouvent.

Quoi qu'il soit vrai de dire que la puissance de produire de la chaleur est un appanage commun à tous les êtres animés; il s'en faut bien que cette faculté soit aussi apparente, aussi énergique chez les uns que chez les autres. Elle présente au contraire des variétés infinies, une sorte d'échelle de graduation, qui va s'élevant de la plante aux animaux les moins parfaits, chez qui la vie n'est pour ainsi dire qu'ébauchée, de ceux

B

et jusqu'à l'homme, qui possède le complément de l'organisation animale.

Les faits qui avoient engagé la plupart des
naturalistes à distinguer les animaux en chaud
et en froid, ont été trouvés faux, depuis
qu'on a mis de côté toute prévention pour
les mieux observer. Il est aujourd'hui reconnu, à-peu-près généralement, qu'il n'en
est aucun qui soit assujetti à partager passivement les variations de température du milieu, dans lequel ils se trouvent. Tous, depuis
les mammifères jusqu'aux testacées et aux zoophites, ont leur chaleur propre. Il faut donc
abandonner une nomenclature peu exacte,
à moins que sous la dénomination d'animaux
à sang froid, on veuille désigner ceux dont
la température surpasse de très-peu celle des
milieux ; tandis qu'on rangeroit sous le titre
d'animaux à sang chaud, tous ceux dont la
température vitale prédomine sensiblement
sur la chaleur des corps qui les environnent.

Sous le rapport de sa température, l'homme
a été étudié par un grand nombre de médecins et de physiciens. Malgré que les observations aient été multipliées et qu'elles
aient été faites sous des latitudes fort différentes en Russie, en Espagne, en Hollande,
en Italie, à peine y a-t-il de différence dans

l'évaluation qu'on en a donnée. On a estimé la chaleur absolue de l'homme dans l'état de santé, à trente-deux degrés et demi du thermomètre de Réaumur, ce qui revient à-peu-près à quatre-vingt-dix-huit de l'instrument de Fahrenheit. Si Boërhaave, Amontons, Muschenbroech l'ont jugée un peu moindre, Hales, Blumenbach, Dumas, Brisson; Goodwin, Menzies, Douglass, Cullen, l'ont portée à ce degré. C'est la température vitale de l'homme, du Groenlandois comme du Caffre. Elle est attachée à son existence, se soutient au même point d'intensité dans tous les tems de sa vie, quelque contrée qu'il habite, quelqu'élevée ou quelque basse que soit la température de l'atmosphère dont il est enveloppé. Il conserve la chaleur propre de trente-deux degrés et demi ou trente-trois au milieu des glaces du Spitzberg et de la Baie d'Hudson; il n'en reçoit pas une plus forte dose sous le ciel dévorant de Surinam, du Sahara, du Sénégal. (*Voyez. Derham, Theol., Phys.,* cap. 2, lib. 1.)

Maupertuis, Gmélin, Hellaut, de Lisle, Martens, Scheffer, Regnard, Pallas, etc. etc., ont noté en Sybérie et en Laponie, des degrés de froid excessif, malgré lequel les animaux vivoient, conservoient leur chaleur et

* B 2

exerçoient toutes leurs fonctions avec assez de liberté.

En Sicile, en Georgie, à la Caroline, à la Guyanne, au Sénégal, à la Côte-de-Guinée, la chaleur atmosphérique excède quelquefois la chaleur animale. Le thermomètre appliqué à l'homme, sous ses aisselles ou dans sa bouche, descend de quelques degrés. (*V. Zimmermann, Lining, Adanson, l'Hist. gén. des Voyages.*)

Fordyce et Solander, dans une série d'expériences sur la chaleur vitale, se sont soumis graduellement à une chaleur de 25 degrés du thermomètre de Réaumur, puis de 34, 39, 43, 49, 75 degrés; enfin Solander est resté exposé pendant dix minutes à une température de 79 degrés. Ces observateurs n'ont éprouvé d'autres effets de cette chaleur énorme, qu'un état de mal-aise et une accélération de pouls qui alla jusqu'à 145 pulsations par minute, la respiration ne parut nullement affectée au milieu de ces épreuves. Le thermomètre porté à différentes fois sous la langue, sous les aisselles, plongé dans les urines, marqua constamment le trente-deuxième degré. (*Trans. phil. t. 75, part. 1, 2.*)

Sous les yeux du D. Tillet, une femme

entra dans un four échauffé à 80 degrés du
thermomètre français : elle n'en sortit qu'au
bout de dix minutes ; sans se plaindre d'y avoir
ressenti ni indisposition ni gêne ; la respiration n'avoit pas été troublée, seulement la
peau étoit devenue fort rouge. (*Tillet*, *Tr.*
d'un deg. de ch. ext.)

Les ouvriers des forges des fonderies,
des verreries, s'exposent dans leurs travaux
au feu le plus ardent. Boërhaave rapporte
une expérience qu'il fit faire par Farhenheit
et Provoost ; il les engagea à placer dans
l'étuve d'une raffinerie échauffée à 147 degrés, suivant l'instrument de Fahr., un
oiseau, un chat et un chien ; ces trois animaux y périrent fort promptement ; l'oiseau après sept minutes, et le chien après
vingt, en exhalant l'odeur la plus infecte.
Cependant les ouvriers supportoient cette
chaleur sans en être incommodés. Il est
vrai, et Boërhaave le remarque, qu'ils avoient
besoin d'aller de moment à autre respirer
un air moins brûlant ; mais il a tort d'en conclure que l'homme ne peut pas exister dans
une atmosphère échauffée au degré de la
chaleur animale. (*El. Chem. tom.* 1, *p.* 149,
tom. 2, *p.* 222.) Les faits précités, et qui

ont été accumulés à dessein , repoussent cette
assertion.

Mille et mille observations apprennent
que la chaleur vitale passe sans altération ,
ni en plus ni en moins à travers une infi-
nité de variations atmosphériques qui peuvent
être comprises entre le 40e. degré au-dessous
de la glace , et le 56e. au-dessus , ce qui em-
brasse une étendue de 76 degrés du thermomètre de Réaumur , ou de 220 environ ,
suivant l'instrument hollandais. (*Haller*,
Elem. phys. t. 7.)

Dans notre climat les variations de la température sont renfermées dans des limites
bien plus resserrées. Il est rare qu'elle des-
cende au 10e. degré au-dessous de zéro et
qu'elle s'élève au 28e. au-dessus de ce point.
En parcourant rapidement les divers degrés
de cette échelle, la température atmosphérique n'accroît ni ne diminue la chaleur
animale, quoique souvent, par ses excès ou
ses brusques alternatives, elle trouble l'ordre
des fonctions, en interrompe quelques-unes,
et porte à la santé diverses atteintes ; mais
la nature sait se plier à tout, et par l'ha-
bitude, ces variations deviennent, non-seulement supportables, mais même peu sensibles. On voit des hommes consumer leur

vie à parcourir le globe, passer et repasser successivement dans des températures opposées, sans en éprouver de maladies. Tous les peuples négocians, les hollandais surtout, dans les voyages de long cours que le commerce leur fait entreprendre, soutiennent également bien les rayons presque directs du soleil, qui brûlent la Guyanne et Batavia, et l'atmosphère nébuleuse et glaciale de l'Islande et du Cap Nord. Les russes, au sortir d'une étuve, et la peau encore rouge du bain de vapeurs qu'ils y ont reçu, ne redoutent pas de s'exposer au froid le plus rigoureux, c'est même le moment qu'ils choisissent pour se rouler dans la neige. Les Spartiates sortans de la lutte et couverts de sueur, alloient se rafraîchir dans l'Eurotas. Combien d'hommes brisent la glace pour se plonger dans l'eau; ordinairement ces hommes là sont très-forts; on dit que les habitans des pays méridionaux ne s'habituent que difficilement dans les climats du Nord. Quoiqu'il en soit, l'atmosphère n'a pas de variations que l'homme ne puisse supporter ; il n'est aucun point de l'univers sur lequel il ne puisse exister ; c'est une prérogative attribuée à l'espèce, elle sait modérer ce que les températures extrêmes ont d'incommode et de nuisible, et c'est encore un problême à résoudre en physique, si les hommes vivent plus long-tems dans le Nord, que sous l'influence plus directe du soleil. Les plantes et les animaux sont de tel ou tel climat, l'homme est citoyen du monde, comme l'a dit un Écrivain distingué. Il y a déjà long-tems qu'on a reconnu l'erreur des anciens, qui regardoient les zones glaciales et torride comme inhabitables.

Si la chaleur vitale de l'homme conserve une intensité constante, au milieu des changemens continuels et quelquefois extrêmes de la température atmosphérique, il est d'observation aussi que la différence des âges, des sexes, des parties, que leur solidité ou leur fluidité, que la variété des tempéramens, sont également incapables de la diminuer ou de l'augmenter d'une quantité notable. Tant que la vie et la santé subsistent, la chaleur se soutient au même point dans les deux sexes, chez les enfans comme chez les vieillards, dans les parties profondes, dans les superficielles, dans les solides, dans les fluides. Cette vérité, pour être moins généralement répandue que la première, n'en est pas moins certaine. Les expériences de Dehaen l'ont mis au-dessus du doute. Cet auteur a conclu d'une

longue série d'épreuves expressément établies pour connoître la température animale,
faites avec le plus grand soin, et répétées fréquemment sur un nombre immense de sujets de l'un et de l'autre sexe, et de tous
âges, depuis l'enfant de quelques heures,
jusqu'au vieillard arrivé à sa centième année, que la chaleur naturelle est égale dans
les deux sexes, dans l'enfance, dans la jeu-
nesse, dans la vieillesse. (*V. Dehaen, Rat.*
Med, t. 2, part. 7, p. 161, 173 , etc...
Pass.)

1°. La chaleur n'est pas plus foible chez
les femmes que chez les hommes. Quoique
le système vasculaire, que le professeur Dumas a nommé générateur de la chaleur, soit
limité dans le sexe pour la masse lymphatique
et cellulaire qui est en grande prédominance;
quoique le cœur et les poumons soient d'un
plus petit volume relatif; enfin quoique l'organe sexuel établisse loin de la poitrine un
foyer d'irritabilité très-influent; cependant,
dans l'état de santé, la température vitale
du sexe ne diffère pas de celle des hommes;
et en maladie, elle devient quelquefois supérieure.

2°. L'enfant et le vieillard ont une égale
chaleur vitale. L'opinion contraire a long-

tems prévalu ; peut-être d'après l'assertion
suivante, donnée par Hippocrate : *istud enim
probè nosse convenit hominem primâ ætate in
omni vitâ esse calidissimum, postremâ fri-
gidissimum. Si quidem quod augescit corpus
et ad robur tendit calidum esse necesse est,
at ubi marcessere et ad exitium præcipitare
cœperit, frigidius evadit. Atque hac ra-
tione, quò magis, his primis diebus, homo
increscit, eò calidior evadit, et quantò magis
ultimis diebus marcescit, tantò frijidiorem
esse necesse est, etc.* De naturâ hominis.
L'accroissement étoit aux yeux d'Hippocrate
l'effet de la force expansive qui réside dans le
calorique. C'est du moins le sens exprimé
dans le commentaire de Galien sur ce texte.
S'il est permis d'abandonner quelquefois les
idées des maîtres, c'est sans doute quand
l'observation les dément. Ici elle nous ap-
prend que la chaleur est semblable dans l'enfance et dans la vieillesse, dans l'homme
robuste et dans le sujet faible et maladif.
L'instrument à la main, chacun peut vé-
rifier ces faits. Chez tous la chaleur sera
trouvée uniforme ; chez tous elle fera monter l'instrument au point de la température
animale. Il faut pourtant convenir que le
vieillard et l'homme débile résisteroient moins

à l'impression soutenue d'un froid excessif.
Ils succomberoient plus *promptement sous*
cette action mortellement sédative; ce n'est
pas qu'ils possèdent une moindre somme de
chaleur absolue; c'est parce que le principe
de la vie a perdu une partie de son énergie
antérieure; que le cerveau est dans un état
voisin du collapsus; qu'enfin toute les forces,
toutes les résistances vitales ont été dimi-
nuées, épuisées par le travail même et la durée
de l'existence.

Galien lui-même, qui avoit commenté et
soutenu l'opinion d'Hippocrate ci-dessus rap-
portée, exprime dans son livre des tempé-
rámens, un sentiment tout-à-fait contraire:
Igitur in pluribus, etc.... Cæterum homo,
qui rationes, quas proposui, perpenderit et
sensum in multá particularium experientiá
exercuerit, is nimirum æqualitatem caloris
in pueris florentibus que inveniet. Nec eo
falletur, etc. etc. Ita igitur mihi cum pueros
juvenes, adolescentes millies considerassem,
præterea eumdem infantem, puerum adoles-
centemque factum, nihilo calidior vissus est
nec puer quam ætate florens, nec ætate flo-
rensquam puer: etc....(V. Galen. de tem-
perament. lib. 2, c. 2, ap. Chart., t. 3,
p. 60, eumd., adv., lyc., c. 2, etc...)

3°. La chaleur se distribue uniformément entre toutes les parties en état de santé. Qu'on néglige les systêmes anciens et modernes, pour examiner avec soin, soit collectivement, soit isolément le cœur, les poumons, l'estomac, le foie, le cerveau, les glandes, le tronc, les extrémités, les parties internes, les parties extérieures, on verra qu'aucun organe en particulier, ou qu'aucun système d'organes, ne peut se prévaloir d'une température habituelle, supérieure aux autres, et que si quelque partie indique parfois une prédominance de chaleur, c'est qu'elle est devenue momentanément le centre d'action, le foyer d'un mouvement naturel ou morbifique. Les parties situées dans la profondeur des cavités résisteront plus long-tems à l'impression d'un froid rigoureux, que celles situées à l'extérieur, parce que cette impression ne s'exerçant pas sur les premières d'une manière immédiate, elles ne peuvent pas être dépouillées aussi promptement de la matière de la chaleur. L'influence de la vitalité est d'autant plus forte sur elles, qu'elles sont plus près des centres vitaux; qu'elles sont pénétrées d'une quantité de nerfs et de vaisseaux incomparablement plus considérables. Comme elles sont essen-

tielles à l'existence de l'individu, elles sont
pourvues d'une grande résistance vitale,
d'une forte dose d'irritabilité.

Cependant la caloricité ne diffère pas dans
les unes et dans les autres; elle tend à les
maintenir également au 98ᵉ degré. On con-
viendra que les parties extérieures sont
souvent plus froides; mais il faut distinguer
la faculté de produire la chaleur d'avec la
température actuelle et sensible. Celle-ci doit
être fortement abaissée par le contact des
corps ambians, tandis que la première ne
peut éprouver aucune diminution de leur
part. Qu'on prévienne la soustraction du calorique par les corps étrangers, soit en élevant et maintenant la température de ces
corps au degré de chaleur vitale, soit en
recouvrant les parties superficielles de vête-
mens, qui s'opposeront à la déperdition du
calorique; alors, le thermomètre marquera
toujours le même degré, soit qu'on l'applique aux oreilles, aux extrémités des doigts,
des pieds, à la peau, ou bien aux aisselles,
sous la langue, sur le cœur. C'est donc par
des circonstances étrangères à leur organisation, que les parties extérieures, sont par
fois au-dessous de la température animale;

elles n'en jouissent pas moins pleinement de la faculté calorique.

Cette assertion est encore confirmée par des expériences directes tentées à Pise, par Borelli; il fit ouvrir des cerfs vivans, le thermomètre introduit sur le champ dans le ventricule gauche du cœur, entre les poumons, porté sur le foie, sur les intestins, etc., montra constamment tous les organes échauffés au même degré. (*V. Borelli, de mot. anim. part. 2, prop. XCVI, p. 138, cap. de usu respir, 1685.*)

4°. Enfin on remarque de même un juste équilibre de chaleur entre les solides et les fluides. Un de ces derniers, le sang, paroît pourtant ne pas présenter une température bien uniformément répartie entre les deux portions, qui constituent l'intégrité de sa masse. On prétend que le sang artériel est plus chaud que le veineux. Cette opinion remonte aux siècles les plus reculés. Les chimistes font jouer un très-grand rôle à cet excès de chaleur dans l'explication de la caloricité. Un des plus célèbres d'entre eux a dit que le système artériel étoit le conducteur et le distributeur de la chaleur animale; on adoptera avec peine cette idée, quand on aura considéré que cette différence

est à peine sensible; ceux qui la portent le
plus haut estiment qu'elle est dans le rapport de dix à onze et demi. Elle a été jugée moindre par d'autres; elle a paru aux
citoyens Josse et Deyeux si faible et si variable, qu'on pourroit, sans inconvénient,
la négliger. Fût-elle aussi bien établie qu'elle
l'est peu : fût-elle autant et plus considérable
que ne l'admettent les calculs les plus élevés;
ce fait s'expliqueroit d'une manière satisfaisante par la surabondance de vitalité dont
est pénétrée cette liqueur, la plus importante
de la machine, destinée à stimuler le cœur,
le cerveau, tous les viscères; à réveiller et
entretenir l'irritabilité de l'ensemble organique : à quoi on peut ajouter que le sang
artériel contient une plus forte dose que le
sang veineux, de l'agent de la combustion
presque dans un état de liberté.

La température vitale, si uniforme, si
invariable pendant la santé, éprouve toujours, par l'état contraire, des changemens
plus ou moins notables, soit dans sa quantité, soit dans sa répartition. Ce trouble ap-
porté par la maladie est si constant, qu'il
semble en constituer l'essence; c'est de tous
les symptômes celui qui a le plus fixé l'attention des médecins observateurs. Baillou, Fernel, Sydenham, Hoffman, Stahll, s'arrêtent

toujours à ce signe et le décrivent scrupu-
leusement. Pour ne citer qu'une classe de maladies, mais qui comprend le plus grand
nombre des cas pathologiques, on peut
avancer en proposition générale qu'il n'y a
pas de fièvre sans changement dans la chaleur vitale. Hippocrate employe souvent,
pour désigner la fièvre, le mot de *feu* ou de
chaud, parce que ces choses lui paroissoient
synonymes. Platon pensoit que la fièvre
continue vient du *feu*. Galien définit la fièvre
un *feu* sorti du cœur et répandu dans le reste
du corps; ailleurs, une accélération du pouls
avec trouble dans la chaleur naturelle. Regius
en donne la définition suivante : *Febris est
incalescentia sanguinis in corde; naturali
interdum major; interdum minor; sed sem-
per malignior.* (Reg., med., p. 103.) Stoll
a dit aussi : toute fièvre présente une chaleur contre nature. (*Stoll, trad. par le D.
Corvizart.*) Enfin Grimaud, dans le traité
des fièvres, qui lui fait tant d'honneur, regarde l'accumulation de la matière de la
chaleur sur une ou plusieurs parties comme
un signe de maladie, qui ne trompe jamais;
et sa distribution bien égale entre les diverses
régions du corps comme la preuve la moins
équivoque d'une convalescence vraie, d'un
                                        prochain

prochain retour à la santé; aussi Boërhaave recommandoit-il à ses élèves d'explorer la chaleur dans les fièvres par l'instrument de Fahrenheit. (*V. Comm. Hall., ad prœl. vol. i , p. 491.*)

Tous les médecins savent qu'il est une foule de maladies qui s'accompagnent de la sensation du froid; par exemple, celles qui doivent avoir une terminaison funeste la présagent quelquefois plusieurs jours à l'avance par un sentiment de froid fort incommode. L'invasion des fièvres aiguës, inflammatoires, des pleurésies sur-tout et des péripneumonies, se fait par le froid. Le froid est un signe de suppuration interne (*Stoll*); il se joint aux cachexies, à la chlorose, aux hydropisies, aux scrophules, aux paralysies, ordinairement au scorbut, aux affections hystériques, Sydenham, Whitt, etc...; mais aucun observateur n'a constaté, par des expériences directes, si la quantité de chaleur vitale diminuoit réellement dans ces cas. Il sembleroit qu'on peut insérer le contraire de ce qui suit : Dans le frisson, qui précède les fièvres, sur-tout les intermitentes et les rémitentes, dans tout le cours de la lipyrique, le malade se plaint d'un froid insupportable, il tremble de tous ses membres et il a dans

C

le même instant le sentiment d'une ardeur dévorante, qui le consume à l'intérieur. Le D. Martine a expérimenté sur lui-même que dans l'invasion du paroxisme fébrile, au moment qu'il trembloit le plus et qu'il ressentoit un froid glacial, sa peau indiquoit sur le thermomètre de Fahrenheit, une chaleur supérieure de deux ou trois degrés à celle de l'état naturel. Dehaën a rapporté plusieurs cas semblables. (*V. Rat., med., t. 1, p. 200, 108. V. Hipp., aph. 48, sect. 4, aph. 72, sect. 7.*) On ne connoît donc d'une manière précise aucun cas où il soit démontré que la chaleur a diminué.

A l'égard des altérations par excès, une suite d'expériences du même Martine, a montré que dans ses plus grandes aberrations la chaleur vitale ne montoit que de 10 ou 12 degrés. Ainsi dans les fièvres idiopathiques, elle ne passe pas le 105e ou 106e degré ; et dans celles qui accompagnent les inflammations les plus destructives, elle s'arrête au 107 ou 108e de Fahrenh. (environ 37 degrés de Réaumur). Les extrêmes de la chaleur animale se touchent presque.

Puisqu'il y a si peu de différence, quant à la température, entre l'état sain et l'état le plus morbifique, les médecins doivent se ras-

surer sur les prétendues altérations que la
chaleur fébrile pourroit introduire dans les humeurs animales. Comment en effet cet accroissement, qui se réduit à quelques degrés selon
la graduation de Réaumur, pourroit-il produire ces effets tant redoutés et si longuement
décrits dans le siècle dernier, de volatiliser
les parties les plus fluides, les esprits, les sels
volatils, de rapprocher les sels, de dégager,
d'exalter les huiles, de réduire les humeurs
en une masse épaisse, de sécher et roidir les
fibres, etc. etc. d'engendrer la putridité? (*V.*
Haller, Van Swieten, comm. ad aph. Boer.
tom. 2, *pag.* 287-302 *et seq.*) Cette fausse
doctrine étoit basée sur les principes de la
chimie qui régnoit alors. Ses partisans l'ap-
puyoient sur des expériences d'après lesquelles Boërhaave s'étoit cru en droit de
conclure qu'une chaleur un peu supérieure à
100 degrés du thermomètre de Fahrenheit
coaguloit les humeurs, les rendoit incapables
de circuler, et qu'un tel degré de chaleur, par
cause interne ou externe, tuoit en affectant
les poumons et le cerveau (*Ut Cerebrum*
quasi coquatur Hall. Comm. ad præl. Boer.
tom. 1, p. 491); long-tems même avant le dégagement des sels, des huiles, de l'alkali, de
la putridité, etc. (*Elem. chem. tom.* 2, *p.* 222.

(36)

Conf. Boyle Hist. fluid. et firmor. p. 226-
557. Ruysch Th. 1. Fab. de Hildan cent. 3.
obs. 12.) Mais Boerhaave n'a opéré que sur
des humeurs mortes. Aussi long-tems que nos
fluides demeurent soumis à l'influence ner-
veuse, ils jouissent d'une force expansive,
d'une résistance vitale, qui les mettent dans le
cas de supporter les températures extrêmes
sans éprouver ni congélation, ni putréfaction, ni coagulation, ni décomposition quelle
qu'elle soit. Ce n'est qu'après l'épuisement
de leur vitalité, qu'elles rentrent sous les
lois générales qui régissent la matière brute.
(*V. Barthès, du ppe vital; Dumas physiol.,*
Roza, Moscati, etc...., Hunter, etc....)
Il a été prouvé par Martine que les fluides
animaux vivans peuvent rester sans altération jusqu'au 156e. degré de Fahrenheit.

Une chaleur un peu supérieure à ce degré, éteint la vie des animaux en les pri-
vant de communication avec l'air atmosphérique, en détruisant la texture de leurs parties,
en consumant rapidement leur irritabilité,
en rompant l'équilibre des combinaisons constitutives par l'addition d'une grande quantité
de calorique, qui renverse l'ordre des affinités existantes et en produit de nouvel-
les beaucoup plus simples que les premières,

(*V. Lavois., Fourcroi, etc....*) Il faut dire
aussi du froid, que s'il devient nuisible et mor-
tel même, lorsqu'il est excessif ; ce n'est pas
en changeant la consistance de nos humeurs,
ni en les solidifiant par la congélation : il ne
produit jamais ces concrétions polypeuses
dans les gros vaisseaux, autour du cœur,
ces congestions et compressions de la masse
cérébrale annoncées par Boërhaave et Stoll.
(*Voy. la trad. des aph. de Stoll, par le*
D. Corvizart, p. 413.) Il nuit, il tue par l'impression sédative qu'il porte sur le cerveau,
il en détruit l'irritabilité ainsi que celle des
organes essentiels ; il y éteint le principe vital (*Cullen.*). Les humeurs animales restent
fluides tant que ce principe conserve son
énergie ; mais quand la nature a succombé,
les solides et les liquides, assujettis à la loi
commune, se congèlent à un degré de froid
peu inférieur à zéro. (*V. Bosquillon, notes*
sur Cullen, t. 1, p. 70. Spallanzani opusc.
de phys. veg. et anim. Hunter journ. de
phys. ; t. 9, p. 294, etc...) Le même Hunter,
(*J. de phys., M. sur la chaleur des an.*
et des vég.) a vu que la sève végétale, hors
de la plante, se congeloit à un degré de froid
beaucoup inférieur à celui qu'elle suppor-
toit sans altération, tant qu'elle demeuroit

dans ses vaisseaux soumise à l'influence de la vie végétative.

Les passions, qui sont des maladies de l'ame, dont l'impression arrive médiatement au physique des organes, ont une influence aussi marquée sur l'état de la chaleur vitale que sur l'exercice des autres fonctions. Sous l'empire des passions tristes, l'ame perd de son ressort, la vie languit, le cerveau s'affaisse, l'irritabilité diminue, le cœur se relâche, les fibres se détendent, la marche des humeurs se rallentit, les secrétions se troublent ou se suspendent; enfin la chaleur vitale semble s'affaiblir. La pâleur, le froid, le tremblement sont les signes de la terreur. Au contraire, les passions violentes stimulent le cerveau, exaltent la sensibilité et l'irritabilité, augmentent l'action des organes, développent les forces, accélèrent les contractions du cœur, colorent la peau et consument celui qu'elles agitent d'un feu dévorant. Ces effets sont remarquables dans les transports de la colère, de la fureur guerrière, de la vengeance.

Puisque la chaleur des êtres animés est ordinairement supérieure à celle des milieux qu'ils habitent; puisqu'ils persistent fixement au même degré, au milieu des variations les plus considérables que la température de ces milieux, éprouve journellement, et malgré la perte continuelle du calorique, qui leur est enlevé par les corps environnans ; c'est une nécessité de reconnoître dans tous ces êtres un foyer de chaleur propre et indépendant de toutes causes externes, allumé et entretenu par la vie elle-même, commençant, finissant avec elle, s'altérant dans les mêmes circonstances. Comme aussi les corps vivans conservant une chaleur uniforme et constante dans des températures opposées, on ne peut leur refuser la puissance de produire une quantité de chaleur fort considérable dans certains cas, d'en anéantir dans d'autres, ou du moins de repousser celle qui leur arrive de l'extérieur et de résister à son abord.

SECTION III.

Théorie d'Hippocrate, Galien, etc......, sur la chaleur vitale.

Ces faits sont trop frappans pour n'avoir pas été reconnus par les médecins, dès l'origine, pour ainsi-dire, de l'art ; ils ont même fixé leur attention d'une manière toute particulière, comme ils le méritoient. Quoique ce phénomène intéressant de la vitalité, ait été examiné par les hommes les plus célèbres dans les sciences physiques ; quoique de siècle en siècle il ait été proposé sur ce point des théories différentes ; cependant on peut dire qu'il n'en existe pas une seule qui satisfasse entièrement. Puisque l'opinion n'est pas encore fixée sur l'étiologie de la caloricité, j'ose proposer avec la retenue et la défiance, que me commande le profond sentiment de ma foiblesse et de mon insuffisance, une explication différente qui paroîtra peut-être plus conforme à la marche de la nature et plus voisine de la vérité. *Ex fumo lux.* Au reste, selon l'expression aussi juste qu'heureuse de Buffon, l'empire de l'opinion est assez vaste pour que chacun puisse y errer à son gré sans froisser personne.

Avant d'exposer et de soumettre mes idées à la discussion, il est nécessaire de faire connoître les principales opinions qui ont prévalu tour à tour.

Aux yeux des philosophes de l'antiquité, d'Hippocrate lui-même, la chaleur vitale étoit une émanation de la Divinité ; cette portion de matière éthérée étoit l'ame humaine, le feu sacré dérobé aux Dieux par Prométhée, pour animer sa statue de boue et

d'eau. C'étoit le principe créateur et con-
servateur des êtres, le souffle divin qui vi-
vifioit la nature. (*Hipp. de carn... de nat.
hum., de gen. et passim.*) Cicéron exprime
la même pensée dans son deuxième livre de la
Nature des Dieux. *Quam diù remanet, tam-
diù sensus et vita remanent; refrigerato
autem et extincto calore, occidimus et ipsi
extinguimur. Omne quod vivit, sive animal, sive terrá editum, id vivit propter
inclusum in eo calorem, etc...* Plutarque a
dit plus énergiquement encore (*Camill.*,
t. 2, p. 139). *Materiæ partes calore des-
tituæ, torpidæ jacentes et mortuis similes
desiderant ignis vim, velut animam, etc...*
Mais tout ceci ne s'applique qu'au calorique
considéré comme élément des corps. D'ailleurs Hippocrate savoit très-bien que l'homme
jouit d'une température spéciale, susceptible
d'éprouver dans les maladies des changemens
qu'il a soigneusement notés dans ses livres
de pratique, et de demeurer fixée au même
degré dans l'état de santé. Il s'est occupé
en physiologiste de la cause de cette dernière,
et l'a fait consister dans une chaleur naturelle résidant dans le ventricule droit du
cœur; il croyoit que le sang, qui de sa nature, était froid comme l'eau, alloit y pui-

ser de la chaleur ; il considéroit les oreillettes comme des soufflets destinés à con-
duire et à verser de l'air sur le cœur; etc.
Connatus enim à naturâ ignis in dextro
(ventriculo) non est, ut mirum subeat si-
nistrum asperiorem fieri, cum intempera-
tum aerem inspiret ; sed hâc parte ut calidi
robur custodiat, crastitudo intûs extructa
est etc. Huic (Cordi) folles admovit,
quemadmodum fornacibus fusoriis fabri
assolent, per quos spiritum acciperet, etc...
Neque enim sanguis calidus est, ut ne que
alia quædam aqua, sed calescit; plerisque
tamen naturâ calidus videtur, etc.. de corde
ap. Foë. p. 269—324, etc.

Aristote et Galien reconnurent la chaleur
du sang niée dans le passage précédent. Le
dernier adopta d'ailleurs l'opinion d'Hippocrate et la développa. Il admit dans le cœur
une *chaleur innée,* allumée par l'*esprit im-*
planté, entretenue par l'*humide radical* (le
sang), ranimée par l'air admis dans la trachée-
artère et les poumons, puis attirée par le
cœur, qu'il regarda de plus comme la source
des esprits vitaux et le siége des passions
violentes, à l'exemple de Platon, Aristote,
Chrisippe, Praxagore, etc... La fumée de ce
feu prétendu s'échappoit à travers la tra-

ohée comme par une cheminée. Ainsi Galien supposoit qu'il existoit au-dedans de
nous un véritable feu d'embrasement, en
tout semblable à celui que nous allumons
dans nos foyers. Sous une atmosphère très-
froide, l'air d'autant plus condensé se pré-
cipitoit avec rapidité sur le feu vital pour en
accroître l'activité, et la température res-
toit la même ; l'excès de chaleur produite
compensant la déperdition du calorique enlevé par le milieu refroidi. (*Gal. de admin.*
anat., lib. 7. de usu., part., lib. 6, de
util. respir.)

Ces idées grossières d'une combustion qui,
si elle eût été réelle, n'eût pas tardé à détruire notre frêle existence ; ce système qui
reposoit sur une ignorance entière de l'organisation et du rapport des parties ; ces expressions bizarres de *chaleur innée, d'esprit*
implanté, d'humide radical furent religieu-
sement conservés par les arabes, qui nous les
transmirent, et elles subsistèrent en grande
vénération dans les écoles d'Europe, jusques
vers le milieu du dix-septième siècle. Comme
les esprits étoient alors entièrement livrés
aux erreurs d'une chimie ténébreuse et d'une
physique inintelligible, qui venoit de naître,
on se tourmenta pour adapter les idées en

vogue à l'explication des phénomènes de l'économie vivante ; entre ceux-ci, la caloricité ne fut pas oubliée, mais les tentatives furent loin d'être heureuses.

La plupart des médecins d'alors étoient plus ou moins entêtés de la doctrine carthésienne, qui vouloit que tout se fît dans le monde par la matière subtile ; beaucoup d'entre eux prétendirent donc que la cause de la chaleur étoit un mouvement intestin, produit dans le sang par cette *matière subtile,* qui, ne rencontrant pas dans ce fluide les pores rectilignes, par lesquels elle tendoit à s'échapper, se mouvoit en tous sens, pour chercher passage en séparant les parties du sang, et par cet effort les agitoit fortement. (*V. Pittcarn., p. 9, et seq., etc....*) D'autres crurent avoir trouvé l'origine de la chaleur et celle de tous les mouvemens dans une prétendue *raréfaction* de la dernière portion de sang, qui reste dans le cœur, après sa contraction. (*V. Waldschmiedt, inst. med. rat., Descartes, de Homine, Regius, de Moor.*) Quelques-uns, plus prévenus d'idées chimiques, supposèrent qu'il se faisoit dans le sang une *effervescence,* quoiqu'ils n'y eussent jamais apperçu ce mouvement, ni aucun autre analogue, ni même les principes nécessaires pour en produire de semblables. (*Silvias*, *Deleboë*, *Van-Helmont*, *Willis*, *Homberg*, *Mém. de l'Ac. des Sc. 1709, et plus récemment Mortimer*, *Mém. de la Soc. roy. de Lond. 1745.*) D'autres assurèrent que le sang s'échauffoit par *la fermentation*; en vain cherchèrent-ils à appuyer cette opinion par des expériences. (*V. Hooghelande*, etc...) Vieussens dit positivement : *fermentari sanguinem et omnium maximè in corde*, *Tr.* du cœur, etc. Enfin il en fut qui attribuèrent la génération de chaleur animale *à la putréfaction*. S'il en étoit ainsi, comme l'observe *Van Helmont*, *de Febr.*, p. *741*, la fièvre et la chaleur ne seroient jamais plus ardentes que dans les cadavres ; car la mort accélère la putréfaction : cependant la chaleur cesse avec la vie. Quoiqu'il fut ridicule d'expliquer une fonction vitale par un mouvement de décomposition, qu'on n'observe que dans les matières mortes, cette opinion eut des partisans assez nombreux ; elle a même été renouvelée presque de nos jours par Stevenson. (*Ess. sur la chal. anim.*, par *Pringle*, d'ailleurs praticien très-estimable ; *Tr. des subs. scept.*, etc...., t. 2, p. 239.

Borelli ayant observé que la chaleur animale augmentoit avec l'action du cœur et des artères, et dans les exercices violens du corps, avoit proposé de regarder le mouvement du sang, non pas précisément comme la cause immédiate et prochaine, mais comme la cause occasionnelle de la chaleur. Selon cet auteur, *le mouvement* mettoit en liberté *un esprit*, *une huile*, ou plutôt des *parties ignées* contenues dans le sang. Ces matières dégagées, prenant un mouvement analogue à leur nature, produisoient une chaleur sensible, soit par un frottement entre les parties hétérogènes du sang, soit par un mélange avec les alkalis répandus dans les organes où le sang pénètre, etc... (*de mot. anim.*, *part.* 2, *p. 336*, *et seq.*, *1681.*) Après Borelli, Hoffman fit consister la chaleur dans une *agitation* très-rapide de prétendues *parties sulfureuses.* Cette agitation croissoit par le mouvement progressif du sang, qui donnoit lieu à des chocs, à un broyement contre les parties solides ; elle augmentoit aussi, et conséquemment la chaleur, par la rétention et l'accumulation de ces parties sulfureuses dans le sang. (*Hoffm.*, *de salub. Febr. de cal. caus. de puls.*)

SECTION IV.

Systéme des mécaniciens. Réfutation.

Tous ces systêmes assis sur des suppositions plus ou moins absurdes , étoient trop
déraisonnables pour jouir d'une longue faveur ; incapables de soutenir un examen
réfléchi , ils furent renversés aussi-tôt qu'at-
taqués. Boërhaave les trouva établis lorsqu'il
commença à professer la médecine ; il ne
tarda pas à les faire rentrer dans l'oubli qu'ils
méritoient.

Doué d'un esprit méthodique et d'une élo-
quence persuasive, pourvu de connoissances
très-étendues, Boërhaave proposa un systême
médical dont les principes , aussi clairs que
tout ce qui avoit précédé étoit obscur, entraînèrent et réunirent tous les esprits. Ses
Instituts de médecine parurent en 1708; il
donna l'année suivante ses Aphorismes sur les
maladies. Dans ces ouvrages , qui changèrent
la face de la science, l'auteur se montra par
malheur plus profond en physique et en
chimie, qu'observateur en médecine : il y
considéroit le corps humain comme une
machine vivante, dont le cœur , influencé
par le cerveau, étoit le premier mobile,

l'agent principal. Toutes les fonctions lui parurent les effets nécessaires des mouvemens
mécaniques des organes. Dans ce système
particulièrement recommandable par le par-
fait accord qui règne entre toutes ses parties,
la caloricité trouva une explication bien autrement satisfaisante, que celles qui avoient
été proposées jusqu'alors. Elle étoit sans
doute erronée ; mais cette erreur d'un gé-
nie brillant et profond, se présenta couverte
d'un appareil scientifique imposant très propre
à séduire. On la crut appuyée sur les axiomes
les mieux démontrés de l'hydraulique et de
l'hydrostatique : aussi les hommes les plus
célèbres l'adoptèrent avec enthousiasme et
la propagèrent en l'étayant d'expériences et
de raisonnemens qui firent illusion par une
apparence de précision et de justesse. Hales,
Malpighi, Leeuwenhoeck, Keil, Jurin, Martine, Mertens, etc.... travaillèrent à la con-
solider. C'est à leurs travaux qu'elle doit la
gloire d'avoir soutenu les regards d'un siècle
entier de lumière. Aujourd'hui même elle
n'est pas abandonnée généralement.

D'après Boërhaave, Haller, Gaubius, Ham-
berger, Stoll et presque tous les médecins du
siècle passé, la chaleur des corps vivans dépend du mouvement du sang. Elle naît du
frottement

frottement que les globules sanguins, arrondis en sphères et pourvus d'élasticité, exercent réciproquement sur eux-mêmes et sur les parois élastiques aussi des artères. Ces frottemens se multiplient en raison des angles et de la courbure des vaisseaux, de leur prétendue forme conique; de leur résistance, de leur pression, du volume et de la consistance du sang, de l'impulsion du cœur; enfin du choc de la colonne liquide qu'il pousse contre celle qui précède.

L'intensité de la chaleur est comme la quantité du mouvement qui entraîne le sang. Cette quantité est en raison composée de sa masse et de sa vîtesse. Sa masse dépend de sa densité, plus, de sa quantité ou de son volume, comparés avec la capacité des vaisseaux. La vîtesse du sang résulte de l'impulsion du cœur et de la résistance des artères, l'une et l'autre sous l'influence du cerveau. C'est par le nombre et l'étendue des pulsations du cœur qu'on estime la vîtesse du sang. Martine a exprimé ces conditions par cette phrase: « La chaleur produite par le frottement est en raison directe de la vîtesse du sang, de la circonférence des artères, en raison réciproque de leurs surfaces » ... (*Essai, of Edim. societ. etc.*) La chaleur vitale diminuera par

D

les hémorragies, le repos, l'épuisement, la foiblesse native ou suite de maladie, les poisons sédatifs, les passions tristes. Elle augmentera par la pléthore, les mouvemens du corps, l'abus des liqueurs fortes et stimulantes, les agitations de l'esprit. (*Voyez V. Swiet. Comm. ad aph. Boërh. tom. 2, pag. 279--290 et seq. Haller, Comm. ad præl. Boërh. t. 1, pag. 437, etc. et phys. etc. tom. 7, etc.*)

Dans ce systême, l'impulsion du cœur étoit l'agent essentiel et même unique de la progression du sang. Or ce fluide rencontrant à chaque instant des résistances qui lui enlevoient de la force de projection qu'il avoit reçue, étoit d'autant plus retardé dans sa marche, qu'il s'éloignoit davantage de son point de départ. Son mouvement devenoit imperceptible dans les dernières ramifications vasculaires et la chaleur insensible ; car c'est une nécessité que l'effet se proportionne à sa cause. A proximité du cœur, au contraire, la chaleur étoit fort considérable, comme la vitesse du sang. La température de celui-ci devoit sur-tout s'élever dans son passage à travers les poumons, puisque les circonstances de quantité, vitesse et pression s'y trouvent réunies. En effet, et c'est un rap-

prochement à noter entre les chimistes modernes et les mécaniciens, le poumon fut
aussi considéré par ces derniers comme l'organe qui contribuoit le plus à la génération
de la chaleur, parce que, disoient-ils, il reçoit
à temps égaux autant de sang que le reste du
corps; que ce fluide y coule avec une vitesse
quarante-trois fois plus considérable que dans
aucune autre partie (*Hales, pag. 68*); que
les tuniques vasculaires sont appliquées avec
force sur les globules sanguins, tant par leur
propre ressort que par la pression de l'air
contenu dans les vésicules, d'où une action
réciproque fort vive ; enfin, parce que le
mouvement n'est jamais suspendu dans les
poumons, comme il arrive dans les muscles.

Il avoit été reconnu par Boërhaave, Hales,
Thruston et Malpighi que la circulation de
toute la masse sanguine à travers l'organe
respiratoire, dilaté par l'air, étoit nécessaire
pour la génération de la chaleur. L'observation leur avoit appris qu'entre les animaux,
ceux-là seulement sont à sang chaud, dont le
cœur à deux ventricules et dont tout le sang
parcourt les poumons; tandis que les autres,
comme les lézards, les serpens, les grenouilles,
ont une température très-peu supérieure aux
milieux qu'ils habitent, parce que leur cœur

n'a qu'une cavité; et qu'il ne transmet qu'une très-petite portion du sang qu'il contient à leurs poumons, dont l'organisation d'ailleurs ne diffère pas infiniment de la nôtre (*Voyez Malpighi, in post. pag. 14*).

Déjà Lower avoit annoncé et prouvé que la couleur du sang artériel étoit due à l'absorption d'un principe puisé dans l'atmosphère; mais il ignoroit la nature de ce principe, et son opinion avoit peu de sectateurs (*De corde, c. 3*). Les expériences de Leeuwenhoeck étoient bien plus généralement admises. Elles autorisoient à croire qu'un globule rouge résultoit de l'adunation de six globules jaunes, et chacun de ces derniers de six globules transparens (*Vid. Leeuwen., arc. detect. p. 217*). Hales avoit vu que le sang veineux, agité dans une bouteille, se coloroit comme le sang artériel. Les mécaniciens avoient conclu que la coloration du sang étoit un effet secondaire de l'action des tuniques artérielles; que plus cette action étoit vigoureuse, plus elle condensoit les globules, plus aussi la couleur du sang étoit vive et brillante. Ce changement s'opéroit encore dans le poumon. (*Voyez Fabr. de Hilden, cent. 2, obs. 18.*)

Tels sont les points principaux de la théorie mécanicienne; mais la mécanique est la loi des corps bruts ou morts, jamais elle n'expliquera convenablement un seul des phénomènes de l'économie vivante. De plus, ce système de la génération de la chaleur animale, qui fut si prôné, si répandu, et qui devint l'occasion de tant d'expériences, de calculs si longs et si savans, repose tout entier sur un principe reconnu faux en hydraulique et démenti par Boërhaave lui-même (*Voyez Elem. chem. tom. 1, p. 98*). Comment est-il possible que des hommes clairvoyans, des physiciens exacts, soyent restés si long-tems attachés à une erreur évidente.

Il est certain que le frottement entre corps solides produit de la chaleur, que même dans certains cas il donne lieu à un embrasement rapide avec dégagement de lumière ; mais qu'on interpose entre les surfaces une petite quantité d'un liquide quelconque, le frottement le plus violent produira à peine une chaleur sensible. Quelques gouttes d'huile sur un essieu empêchent qu'il ne s'échauffe et n'enflamme les roues. Que sera-ce donc si l'un des corps frottés se trouve être un liquide ? Les molécules de ce corps fuiront au plus léger contact et ne pourront jamais être soumises à une pression, à un frottement appréciable. (*Voyez* s'*Gravesande, Nollet, Sigaud*

Delafond, Bossu, Bezout, etc.) *Schelham-*
mer sur-tout, a dit, avec une énergie difficile à rendre : « J'en appelle à la nature entière. Qu'on secoue, qu'on agite un fluide ;
qu'on passe les jours et les nuits à le tenir en
mouvement dans un vase ; que la mer soulève
ses flots ; que les torrens les plus rapides fran-
chissent des roches immenses pendant des
siècles entiers ; ces liquides ne tièdiront pas
même, bien loin qu'ils parviennent jamais à
s'échauffer. Il faut donc convenir que le mouvement n'est pas la cause de la chaleur animale, quoiqu'il puisse l'augmenter ». (*Voyez*
Schelhamm. de Febr. Provoca ad experien-
tiam totius, etc....)

Pour maintenir cette théorie sur une base
qui croule de tous côtés, ses partisans l'étayè-
rent d'une foule de suppositions ; mais en vain
admettroit-on les diverses séries de globules
de Leeuwenhoeck ; en vain accorderoit-on
au sang une élasticité chimérique encore, malgré les calculs de Hales, de Martine, de
Jurin : en vain reconnoîtroit-on dans les artères l'élasticité et la conicité que nient les
anatomistes et les médecins : quand bien même
le cœur jouiroit d'une force incalculable d'impulsion ; jamais toutes ces données ne produi-
roient dans le sang un seul degré de chaleur,

loin qu'elles fussent capables de l'amener à la
température qu'on lui connoît. Les mécaniciens ont beau dire que le lait s'échauffe quand
on bat le beurre , qu'un boulet de canon s'é-
chauffe aussi en traversant l'air , que des vapeurs s'élèvent du corps de la baleine dans ses
natations rapides. Quelle énorme quantité de
mouvement ! quelle foible production de chaleur ? Sur ces faits , qu'on pourroit révoquer
en doute ou fort atténuer , qui oseroit avancer
qu'il s'établira dans le corps humain une proportion convenable entre une telle cause et
l'effet à produire ?

Suivant en cela l'opinion d'Hippocrate , de
Galien , et de tous les physiologistes anté-
rieurs et contemporains , les mécaniciens sup-
posoient que la respiration étoit destinée à
rafraîchir le sang, en même tems qu'ils regardoient le poumon comme l'instrument
principal de la génération de la chaleur. Ils
se jettoient par-là dans une contradiction
manifeste, dont ils se tiroient mal en disant
qu'une partie de la chaleur produite devoit
être emportée par l'air expiré, et que le sang
qui arrivoit au ventricule gauche, n'y portoit
que le surcroît de ce qui avoit été engendré.
Le sang prenoit donc dans le poumon beaucoup de calorique pour le perdre tout de suite,

presque tout entier, et sans qu'il eût servi à aucun usage : ce travail inutile répugne à la sagesse et à la simplicité de la nature. C'étoit pour rendre raison de cette opération sans but, qu'ils avoient mis à contribution la mécanique et établi une longue série de calculs, par lesquels ils prétendoient démontrer que le cours du sang dans le poumon est quarante-trois fois plus rapide que dans le reste du corps. La fausseté de cette hypothèse a été reconnue par Malpighi, Leeuwenhoeck, Haller, Spallanzani, Barthès et Grimauld. La prédominance de chaleur du ventricule gauche sur le droit, qu'on vouloit expliquer par cet amas de suppositions, est un fait dont la réalité est encore indécise aujourd'hui.

Comment les mécaniciens pouvoient-ils penser que la chaleur animale, si uniforme et si constante, étoit le produit du mouvement du sang, dans lequel ils reconnoissoient les inégalités les plus fortes ? Suivant Keil (*De veloc. sang. p. 343*) la vîtesse du sang dans l'aorte étoit à sa vîtesse dans une artère capillaire, comme 44507 à 1. La chaleur du fluide devant être comme sa vîtesse, un froid insupportable eût glacé les capillaires et toutes les parties dans le tissu desquelles ils prédominent, tandis qu'un feu dévorant auroit détruit les gros troncs artériels et les parties qu'ils traversent. Comment le cerveau, le foie et toutes les glandes qui reçoivent tant d'artères, auroient-ils conservé leur texture au milieu d'un incendie toujours subsistant?

Les grosses artères et celles qui avoisinent le cœur sont les seuls vaisseaux dans lesquels le sang se meuve avec rapidité; eux seuls ont donc la puissance d'engendrer de la chaleur. Mais quelle proportion y a-t-il entre ce petit nombre de parties et tout le reste du corps? De quelle manière s'établira l'uniformité de température qu'on observe habituellement entre toutes ses parties, si les sources de la chaleur sont distribuées si inégalement entre les diverses régions du corps?

Cette objection et la précédente, sont valables contre tous les systêmes dans lesquels on veut que la chaleur vitale émane d'un seul foyer.

Il s'en faut bien que le nombre et l'étendue des pulsations du cœur donnent la mesure de la chaleur du corps. Boërhaave et Haller ont été forcés d'avouer ce peu d'accord. En santé, l'intensité de la chaleur vitale est aussi constante que le pouls est variable. Il change, selon l'âge, le sexe, la taille, la position du corps, l'exercice libre ou gêné des fonctions,

l'état de l'ame, la saison, le climat, le moment
du jour : ces variations n'ont pas d'influence
sur la chaleur. En maladie, la chaleur et les
pulsations du cœur éprouvent des altérations
qui n'annoncent entr'elles aucune liaison.
Tantôt une chaleur brûlante tourmente le
malade et son pouls reste lent et peu développé ; c'est ce qu'on observe au commencement des maladies inflammatoires, dans quelques pléthores, dans le principe de certaines
gangrènes, dans les fièvres nerveuses et quelquefois dans la fièvre hectique. (*V. Sydenham in schedul. Monitor. de novæ feb. ingr.
p. 683. V. Swiet. de Haen, etc.*) Tantôt il se
manifeste un froid cadavérique sans que le
rithme du pouls ait subi le moindre changement. Sydenham a remarqué ce symptôme
dans plusieurs affections histériques. (*Voyez
Whytt, Pomme, Fouquet, etc.*) D'autrefois
le pouls devient fréquent et tendu, tandis
que la chaleur reste la même ou diminue ;
par exemple, après les hémorragies, les
syncopes, chez les agonisans, chez les hommes
agités de crainte, pendant les digestions labo-
rieuses, dans les maladies du cœur ou des gros
vaisseaux. Chez un enfant qui vient de naître,
on peut compter jusqu'à 140 battemens par
minute, on en trouvera à peine 60 chez un

vieillard. La chaleur seroit plus que double chez le premier, si l'impulsion du cœur étoit vraiment la cause de ce phénomène. Cependant le thermomètre introduit dans la bouche de l'un et de l'autre montera et s'arrêtera au même degré.

L'égalité de la chaleur animale sous les températures extrêmes est un phénomène constant. Quoiqu'il soit universellement reconnu, et trop important pour être négligé, non-seulement il ne trouve pas une explication admissible dans le système proposé; mais même il s'y oppose pleinement. En effet, d'après ce système, chez les habitans des zones glaciales, les contractions du cœur devroient être très-fréquentes et l'action du système vasculaire très-active pour compenser, par une production proportionnelle, la déperdition considérable du calorique sans cesse soustrait par les corps ambians excessivement refroidis. Dans la zone torride, au contraire, le jeu du cœur et des artères devroit être lent et foible, puisque les êtres vivans y sont environnés par des milieux dont la température est peu inférieure à la leur, et même quelquefois leur est supérieure. Il faudroit que le pouls fût lent chez l'Indien, précipité chez le Groënlandois. Les faits sont

absolument contraires à cette doctrine. On
sait, depuis Galien, que les nègres , placés
sous des climats brûlans , ont le pouls fort
accéléré, tandis qu'on ne compte chez les
Groënlandois que 3o ou quarante pulsations.
Néanmoins ils ont, ainsi que les Lapons, les
Samoïedes , les Esquimaux , l'haleine fort
chaude , de même que le sang et toutes les
humeurs. Sans multiplier les objections , on
peut conclure de ce qui précède, que la chaleur vitale reconnoît d'autres causes que le
mouvement du sang.

SECTION V.

Théorie de Douglass. Réfutation.

(1745) Vers le milieu du siècle dernier
parut une explication différente de la chaleur
animale. Elle fut reçue avec assez de faveur..
A la bien examiner , elle n'étoit qu'une modification de la précédente : l'auteur n'avoit fait
que transporter des gros troncs artériels aux
vaisseaux capillaires la puissance d'engendrer
la chaleur ; ici elle devoit résulter du frottement des globules sanguins sur les parois des
capillaires. Au moyen de cette hypothèse, le
docteur Douglass prétendoit rendre raison de
tous les phénomènes de la chaleur animale.

Sous une température très-chaude, les tuniques des vaisseaux capillaires dilatées n'exerçoient qu'une très-foible pression, ne produisoient conséquemment qu'une très-légère
dose de chaleur. Les mêmes tuniques, resserrées par le froid, s'appliquoient fortement sur
les globules sanguins ; ceux-ci s'alongeoient
sous cette pression et cessoient d'être sphé-
riques pour prendre une forme ovalaire, ce
qui multiplioit d'autant les frottemens d'où
devoit résulter la production d'une grande
quantité de chaleur, qui par-là se trouvoit toujours en raison réciproque des températures.
Douglass considéra la chaleur absolue des
animaux comme venant de deux sources. Il
ne donna le nom de chaleur *innée* ou vitale
qu'à l'excès dont la chaleur d'un animal surpasse la température du milieu ; il appela cette
dernière chaleur *commune* ; distinction vicieuse, puisque le premier degré de chaleur d'un
animal est à lui, est un produit de sa vie,
comme le 98ᵉ. Cette idée l'a jeté dans une foule
de faux raisonnemens.

Ces deux sortes de chaleurs sont en raison
inverse.

La chaleur générale ou totale des différens
animaux, est comme la vîtesse de la circulation, etc. (*Voyez Douglass, Ess. sur la*

gén. de la ch. des animaux, trad. de l'angl.
1751.)

Cette théorie, fondée sur les mêmes principes généraux de mécanique que celle de
Boërhaave, est sujette aux mêmes difficultés.
Il y en a en outre qui lui sont propres : tels
sont le peu de ressort des vaisseaux capillaires ; la lenteur du sang qui les parcourt ; la
foiblesse du frottement, suite de ces conditions ; le peu de proportions qui existe entre
une cause aussi peu active et la quantité de
chaleur qu'on suppose en être l'effet ; enfin,
l'observation qui montre que les parties qui
contiennent le plus de capillaires, comme le
tissu cellulaire, la peau, ne sont pas à beaucoup près les plus chaudes, ainsi que l'exi-
geroit l'hypothèse. De plus, elle est incapable
de rendre raison de l'uniformité de la chaleur
dans les températures extrêmes. Si les animaux sont exposés à une chaleur égale à leur
température vitale, ils ne produiront pas de
calorique, ce qui répugne à l'état de vie. Que
la température générale surpasse celle des êtres
vivans qui y sont soumis, comment résiste-
ront-ils à l'abord du calorique qui émane
des corps ambiants en cherchant à rappeler
l'équilibre ? Il faudra donc qu'assujétis à la loi
qui règle la propagation du calorique sur la

matière morte, ils perdent leur température propre et vitale pour prendre celle des milieux ; mais ceci est démenti par les expériences de Banck, Solander, Fordyce, de Tillet, de Duhamel, etc. et par l'observation de ce qui se passe journellement dans les climats brûlans. A présent, supposons qu'un froid rigoureux frappe les vaisseaux capillaires, ils se resserreront tellement que le passage des fluides y sera supprimé ou du moins bien considérablement retardé ; il n'y aura dans ce cas ni frottement, ni génération de chaleur. Quand on admettroit ce frottement, et même la chaleur qu'on lui veut faire produire, à l'instant de la chaleur, le capillaire relâché, dilaté, cessera d'exercer le frottement et de produire du calorique.

L'hypothèse de Douglass souffrant autant et plus de difficultés que celle dont elle étoit issue, doit être abandonnée de même. On est forcé de convenir, avec Galien, que ce n'est pas le frottement qui produit la chaleur des animaux, *non enim ex attritu spiritus in arteriis calor generatur in animantium corporibus, sicuti foras in lapidibus et lignis*,etc. (*V. Gal. de Hip. et Plat. Plac. cap. 7 chart. tom. 5, p. 242.*) Dehaen s'est exprimé à-peu-près de même sur ce point : *Hoc phœno-*

menon qui legibus physicis benè ex attritu
explicuerit, erit mihi magnus Apollo. p.205.
Rat. Med. etc.

SECTION VI.

Doctrine des chimistes. Objections.

L'insuffisance de la mécanique pour l'explication des phénomènes de l'économie vivante avoit été reconnue généralement. Des
hommes faits pour imprimer aux esprits une
direction nouvelle produisirent dans le monde
une science qui, jusqu'alors, avoit été relé-
guée dans des réduits ténébreux et regardée
comme le partage des cerveaux abstraits et
avides des spéculations chimériques. A peine
la chimie fut-elle débarrassée de son langage
repoussant, et soumise à une marche philo-
sophique, que tous les hommes curieux de
connoissances utiles en firent le sujet préféré
de leurs études. Les chimistes modernes, c'est
ainsi qu'on nomme la savante réunion des Lavoisier, Fourcroi, Guiton, Berthollet, etc.
eurent des partisans d'autant plus nombreux
qu'ils ne s'étoient pas bornés au stérile travail
de reformer la langue chimique ; on peut dire
qu'ils avoient créé la science elle-même. Ils
eurent la gloire plus solide et plus flatteuse
de

de la rendre intelligible à tous et comme po-
pulaire, en portant le flambeau sur ses parties les plus obscures. D'après leurs analyses,
aussi admirables par leur précision que frap-
pantes par leurs singuliers résultats, il fallut
renoncer aux antiques idées, reconnoître la
composition de l'air et recevoir une nouvelle
théorie de l'oxidation, de l'acidification, de
la combustion, etc. Maîtrisés par cette tendance commune qui dans tous les siècles a
dominé les savans, celle de tout rapporter à
la science qu'ils cultivent spécialement, les
chimistes modernes crurent pouvoir rendre
raison de tous les actes de l'organisation par
les principes qui leur sont propres. Selon eux,
la vie ne seroit qu'un jeu continuel d'affinités
qui changent après la mort et s'exercent dans
un autre ordre.

La chaleur vitale leur sembla ne pas se
produire différemment de celle qui se dégage
de l'embrasement des corps combustibles.
L'analogie les avoit conduits à cette opinion.
Ils avoient remarqué que l'air atmosphérique
bien constitué, n'est pas moins indispensable
à l'exercice de la respiration qu'à l'entretien
de la combustion ; que l'air perd un de ses
principes dans l'une et l'autre de ces opérations, et que dans les deux cas il est altéré

E

de la même manière. Cet égal besoin d'un air
de même nature , ce rapport marqué d'action
leur persuadèrent qu'il existoit un extrême
rapprochement, une sorte d'identité entre la
combustion et la respiration. En conséquence
ils expliquèrent l'une et l'autre par la décomposition de l'air atmosphérique et la fixation,
dans les corps inflammables et dans les poumons , d'un de ses principes constituans qu'ils
nommèrent *oxigène.*

Cent parties d'air atmosphérique introduites dans la poitrine sont formées de 73
parties d'azote et de 27 d'oxigène. (*Voyez
Lavoisier , Elém. de chim. p. 4o.*) Les auteurs sont loin d'être d'accord sur la proportion des unes et des autres. (*Voyez Crawfort,
Menzies, Goodwin, Hallé*, etc.) Les dernières étant les seules qui puissent servir à la
respiration, se séparent de l'azote. Le gaz oxigène , obéissant aux attractions dominantes
qui le portent sur les principes du sang, abandonne le calorique qui le maintenoit dans
l'état gazeux. Une partie de l'oxigène et du
calorique libre est absorbée par le sang, ce
qui le rend plus chaud , plus rare , lui com-
munique une couleur brillante remarquable,
et une propriété stimulante , en vertu de laquelle il va exciter les contractions des cavités

gauches du cœur. (*Voyez Lower, Goodwin, Bichat, etc.*) Puis, à mesure qu'il circule, il distribue l'oxigène et le calorique. Une autre partie de l'oxigène s'unit à l'hydrogène carboné, qui surcharge et brunit le sang envoyé par l'artère pulmonaire. Cette union avec l'hydrogène forme de l'eau, celle avec le carbone de l'acide carbonique. La portion du calorique libre, qui n'a pas été absorbée par le sang, se mêle à ces produits pour les porter à l'état gazeux. Dans le mouvement d'expiration, ils sont éliminés de la poitrine avec l'azote et une foible portion de l'oxigène qui a échappé à sa décomposition. On peut retrouver toutes ces matières en analysant l'excrétion pulmonaire. (*Voyez Fourcroi, Syst. des connoiss. chim. 5e vol. édit. in-4°. Cigna, Priestley, Hamilton, Crawfort, Seguin, Lavoisier, Hallé, etc. etc.*)

Cette explication fut appuyée d'un grand nombre d'expériences spécieuses, qui entraînèrent l'assentiment presque général des physiciens. Rien n'est plus séduisant que cette théorie simple et bien ordonnée ; elle a sans doute l'avantage d'être plus vraisemblable qu'aucune de celles admises dans les siècles précédens. Quelles que soient pourtant la vogue qu'elle a eue et le respect que comman-

dent ses célèbres auteurs , il est impossible de
se dissimuler qu'elle n'explique que d'une manière précaire et imparfaite les phénomènes
de la chaleur vitale.

Pour donner une base solide à leur systême,
les chimistes auroient dû commencer par
prouver que la quantité de calorique produit
de la décomposition du gaz oxigène est plus
que suffisante pour la gazéfaction de l'eau et
de l'acide carbonique, qui, selon eux, se forment dans la respiration. Ensuite il auroit
fallu qu'ils donnassent la juste mesure de cet
excès de calorique non employé , car c'est le
seul qui établisse la chaleur vitale. Jusqu'à ce
que l'expérience en ait autrement prononcé,
n'est-il pas raisonnable de croire que l'acide
carbonique et l'eau ont besoin , à cause de
leur plus grande pesanteur , d'une plus forte
portion de calorique pour se gazéfier, que
n'en contient l'oxigène à qui nous voyons
prendre si facilement et si promptement la
forme gazeuse ? Si cette conjecture est fondée,
bien loin de recevoir du calorique pendant la
respiration , le sang en fourniroit pour transporter au-dehors les produits de cette fonction. Vacca-Berlinghieri a dit que le calorique
dégagé suffiroit à peine à la volatilisation de
l'eau que l'expiration porte au-dehors. (*Jour-*

nal de ph. 54ᵉ vol.) Quant aux calculs donnés par Menzies , Watt, Crawfort, ils ne sont pas applicables ici , puisqu'ils ont fait dépendre la production de la chaleur animale de la formation de l'acide carbonique. (*Voyez la Connex. de la vie avec la resp. par Ed. Grodwin , trad. de l'angl. par le profes. Hallé , p. 77 et suiv.*)

La quantité du calorique dont se charge le sang, est-elle proportionnée à celle de l'oxigène absorbé par ce fluide? Dans ce cas elle sera trop médiocre pour qu'on lui attribue un effet sensible ; car l'oxigène est employé presque tout entier à la formation de l'acide carbonique et de l'eau. Il existe même des calculs basés sur les données fournies par Lavoisier dans les mémoires de l'académie des sciences (1789), qui tendent à prouver que ces combinaisons porteroient au-dehors plus d'oxigène qu'il n'en a été séparé de l'air atmosphérique. (*Voyez Dumas Physiol. c. de la resp. Seguin, Mémoire lu le 22 mai 1790.*) Lavoisier , Seguin, Fourcroi, Hallé ne croyoient pas en 1791 qu'il y eût la moindre portion d'oxigène absorbée par le sang.

Est-il certain que le gaz oxigène doive laisser échapper son calorique pour entrer dans les nouveaux produits? Si la séparation

de ces deux principes se faisoit à l'instant
même de l'introduction de l'air dans la poitrine , la génération de la chaleur seroit rapide, instantanée, et apporteroit un changement prompt et notable dans la température ;
mais, au contraire, la chaleur se produit d'une
manière sourde et sans que nous en soyons
avertis par la moindre sensation.

Ceux qui ont établi dans le poumon le foyer
unique de la chaleur animale n'ont - ils pas
voulu voir que la quantité du calorique accumulé sur cet organe, chargé d'élever tous les
autres à une température commune de 98
degrés, devoit être en raison inverse du volume
des poumons comparés aux autres parties ,
pour qu'une égale distribution de chaleur
entre les parties à échauffer fixât leur température au degré vital, proportionnel entre le
froid absolu et la chaleur du foyer? Ainsi en
estimant que le poumon est au reste du corps
comme 1 à 25 , sa chaleur seroit réciproquement comme 25 à 1 ; c'est-à-dire que la quantité de calorique rassemblé au foyer devoit être
comme le produit de 98 , qui exprime la chaleur spécifique , multiplié par 25 , nombre
des parties à échauffer : conséquence bizarre
et pourtant nécessaire de l'hypothèse chimique,

Quand on accorderoit que l'activité du foyer
vital est beaucoup moindre que ne la suppose
ce calcul, il suffit que ce foyer doive recueillir
tout le calorique nécessaire à l'intégrité du
système animal, pour concevoir la nécessité
que sa température soit supérieure à celle des
autres parties : mais si cet excès de calorique
du foyer est peu considérable, il sera épuisé
avant d'avoir amené la température générale
au degré spécifique ; s'il est fort actif, il em-
brasera les organes où il est établi. C'est encore une suite des lois observées par le calorique dans sa propagation, que les parties les
plus voisines du foyer soient échauffées plus
promptement et plus fortement que celles qui
en sont éloignées. Or les organes contigus au
poumon ont une température uniforme et
nullement prédominante sur celle des autres
organes du corps. Ceci est prouvé par les expériences de Borelli, de Dehaën, et par une
observation journalière.

Puisque la chaleur animale dépend de l'organe respiratoire et de son action, il est indispensable qu'elle en partage les altérations ;
cependant on a chaque jour des occasions de
remarquer que les difformités les plus frap-
pantes du thorax et des poumons, que les plus
grandes gênes dans l'exercice de la respiration

n'apportent aucun changement dans la chaleur vitale. Les bossus, les rachitiques, les
scrophuleux n'ont pas une chaleur spécifique plus foible que les individus les mieux
conformés. Il y a mille et mille observations
de poumons flétris, remplis de concrétions
pierreuses, changés en une matière charnue
ou en un parenchime analogue au foie, entièrement détruits par la suppuration, réduits
en une masse non lobulaire et comme inor-
ganique, comprimés par un épanchement
purulent, lymphatique, sanguinolent, etc. etc.
(*Voyez Columb., lib. 15. Anat. Barthol.
cent. 1. h. 33. Hollerium de Morb. intern·
pet. forest. lib. 14. Schol. ad observ. 16.
Hipp. lib. 2 de Morb. Fernel. lib. 5, path.
cap. 11, Schenck. p. 251, Morgagni. Dehaën
R. med. tom. 3, Raulin, Portal. etc.*) Tous
les recueils d'observations sont remplis de faits
semblables, et nulle part il n'est fait mention de
la diminution de chaleur qui, suivant le systême pneumatique, devroit avoir lieu en pareil
cas. Au contraire, dans l'hydrothorax, l'em-
pyème, la phthisie, les malades sont fatigués
d'une ardeur brûlante aux tempes, aux pommettes, à la paume des mains, au cou, etc.

Il seroit facile de citer un grand nombre
de déformations organiques propres à infirmer

la doctrine, qui regarde le poumon comme l'instrument générateur de toute la chaleur animale; je n'en rapporterai qu'une détaillée dans *Morgagni*, t. 2, p. 51 et seq., *obs. 12*; elle paroît décisive. Morgagni ouvrit le cadavre d'une fille de seize ans qui, depuis sa naissance, avoit vécu dans un continuel état de langueur. La respiration avoit toujours été gênée et la peau livide. Le cœur étoit petit, ses cavités droites fortes et développées, les gauches petites et flasques. Il vit entre les deux oreillettes le trou ovale qui étoit resté assez ouvert pour admettre le petit doigt. Deux des trois valvules triglochines étoient plus petites qu'à l'ordinaire; les sigmoïdes de l'artère pulmonaire étoient cartilagineuses à leur bord supérieur qui offroit même quelques points d'ossification. Ces valvules étoient en outre tellement réunies, qu'elles ne laissoient qu'un trou lenticulaire pour le passage du sang; ce trou étoit garni de petites appendices carnco-membraneuses, qui, comme des valvules, cédoient à l'abord du sang envoyé par le cœur, et s'opposoient à son retour. L'auteur déduit avec raison de cette conformation vicieuse que le sang du ventricule droit ayant éprouvé de la part des valvules sigmoïdes un obstacle à son passage dans le poumon, s'étoit accumulé dans les cavités droites, et que son effort, non contrebalancé par le sang du ventricule gauche, avoit entretenu l'ouverture du trou ovale. La plus grande partie du sang étoit transmise aux cavités gauches du cœur, sans avoir traversé le poumon qui n'en recevoit qu'une très-petite quantité. La circulation se rapprochoit un peu de celle qui a lieu dans l'enfant, qui n'a pas respiré, et dans les animaux à sang froid. Ce sujet n'en vécut pas moins pendant seize ans et conserva constamment la chaleur propre à l'espèce. Le citoyen Hallé rapporte dans l'ouvrage déjà cité deux traits analogues, tirés, l'un de l'anatomie de Sandifort, l'autre de Jurine. Ces observations ne prouvent-elles pas que la circulation et la caloricité sont moins sous la dépendance de la respiration, que ne le pensent les chimistes ?

Chez les poissons, l'organe respiratoire est assez étendu comparativement au reste de leur corps, et il ne laisse pas que d'être actif, comme on peut s'en assurer par l'inspection du soulèvement des espèces de valves, qui couvrent les ouïes. Ces animaux ont un besoin si pressant d'oxigène, qu'ils l'enlèvent à l'eau et à l'air atmosphérique, dont ils ne peuvent pas demeurer entièrement privés pendant certain tems, sans courir risque de perdre la vie. L'effet opéré par l'oxigène dans les branchies ne diffère en rien de celui qui a lieu dans le poumon humain ; il rougit vivement le sang de couleur brune obscure, qui vient du cœur. Il sollicite vraisemblablement les mouvemens vasculaires ; enfin la respiration est complette. Si le poisson respire par la décomposition de l'eau, pourquoi a-t-il besoin de l'air atmosphérique ? s'il respire par celle de l'air, pourquoi est-il froid, tandis que le fœtus enfermé dans la matrice ne respire pas et jouit pourtant de la température propre à l'espèce humaine ? Il ne suffiroit pas de dire qu'il tient cette chaleur de sa mère. Sa température seroit-elle d'emprunt, lorsque les autres fonctions par lesquelles il vit et prend de l'accroissement lui sont propres ? Personne, sans doute, ne lui contestera la nutrition, les secrétions, etc... sa circulation est tellement distincte, que les pulsations de son cœur, au lieu de correspondre à celle du cœur de sa mère, sont presque doubles en nombre.

Il n'est pas rare de trouver dans des pierres, dans des blocs de marbre, dans des masses de plâtre, dans le centre de troncs d'arbres, des serpens, des crapauds, des insectes vivans, qui conservent leur température spécifique, malgré que toute communication avec l'atmosphère leur soit interdite par leur prison. (*V. le Merc. de Fr.*, *v. les exp. de Hérissant.*)

Dans beaucoup de maladies la chaleur augmente d'intensité, sans que l'action du poumon paroisse se précipiter. Ce peu de rapport est facile à remarquer dans les fièvres légères, les éruptions peu graves, après des applications d'esprit sérieuses et soutenues, pendant une digestion difficile, sur-tout s'il y a eu abus de liqueurs fermentées ; ce désaccord est bien plus frappant dans les maladies locales. Une douleur qui survient dans une partie y augmente la chaleur. Le même effet est produit par le travail de la suppuration. Le commencement de la gangrène donne lieu à une chaleur insupportable, et la fin à un refroidissement complet. Dans tous ces cas et dans beaucoup d'autres analogues qu'on pourroit rappeler, attribuera-t-on l'augmentation de la chaleur au surcroît d'action de l'organe respiratoire, qui leur est absoment étranger, comme il l'est à ce froid cadavérique, qui glace tout le corps dans quelques laffections nerveuses, ou à celui

qui occupe une ou plusieurs extrémités dans
certaines paralysies incomplettes? (*V. Sydenham, Dehaen, Whitt, etc..*)Il n'y a pas de praticien qui n'observe chaque jour de ces vicieuses
accumulations de chaleur sur un organe particulier, sans que, ni le pouls, ni la respiration présentent d'altération corrélative à
cette affection morbifique. (*V. Stahl, Stoll,
Grimaud, etc....*)

Tout le monde sait que la chaleur augmente par les efforts, la course et les exercices violens du corps; il semble qu'on n'est
pas fondé à dire que la respiration est ac-
célérée par ces causes. Le besoin de suspendre
ces diverses actions, pour faire des inspirations profondes et des expirations réitérées,
ne prouve-t-il pas que l'action respiratoire a
été momentanément suspendue ou au moins
retardée? L'inspiration, qui précède les grands
efforts, n'a que l'utilité mécanique de tenir
le diaphragme tendu et pressé et de fixer le
thorax afin qu'il offre aux muscles un point
d'appui invariable. C'est ce premier mouvement qui nécessite la longue expiration par
laquelle se terminent tous les grands développemens de forces. Qu'on fasse périr un
animal par une agitation violente et soutenue,
on trouvera le poumon gorgé d'un sang,

dont la couleur rembrunie fera connoître qu'il n'a péri que faute de respirer.

La section des gros troncs sanguins ou nerveux, qui se distribuent dans une partie, y éteint la chaleur en même-tems que le mouvement et le sentiment ; pourquoi la respiration cesse-t-elle de maintenir la température, à l'occasion d'une lésion qui ne l'intéresse ni directement, ni indirectement?

On a vainement tenté de plier cette théorie à l'explication de l'intensité constante de la chaleur animale sous des climats différens et dans des saisons opposées. Les températures extrêmes apportent nécessairement des différences considérables dans les quantités du calorique, qui doit être dégagé, pour soutenir la chaleur à un degré fixe ; comment arrive-t-il que la respiration n'offre pas des variations relatives aux effets qu'on lui attribue? Puisque le poumon a plus de chaleur à produire dans l'hiver que dans l'été, il devroit dans cette saison développer sa masse, ou accélérer ses mouvemens ; tandis qu'il perdroit de son activité ou de son volume dans le reste de l'année. La nature auroit donné aux septentrionaux d'énormes poumons, les habitans du Midi auroient à peine besoin d'organes respiratoires. Il est reconnu

que ces conséquences sont en opposition directe avec les faits. Le volume des poumons
ne varie dans aucun tems chez le même individu; cet organe est même plus petit dans
Nord que dans le Midi. Son mouvement est
aussi le plus lent; car ce mouvement soutient un rapport constant avec celui de la
circulation, que des observations nombreuses
et avérées nous ont appris être plus tardive
près des pôles que sous la zone torride.

Dira-t-on que dans les tems froids l'air
est plus riche d'oxigène, et que la quantité
de ce gaz absorbé se proportionne à l'intensité de la chaleur qui doit être produite?
On concevroit difficilement ce surcroît d'absorption, quand on sait que l'étendue et
l'action de l'organe pulmonaire restent les
mêmes, malgré les variations atmosphériques,
et que ces conditions, qui règlent l'absorption, tendent à la rendre fort modérée dans
les pays froids..

Quand même il y auroit effectivement plus
d'oxigène et qu'il s'en absorberoit davantage
dans les climats du Nord, que dans ceux du
Midi; il n'y auroit pas pour cela plus de chaleur produite. Comme cet effet ne résulte pas
de la simple absorption de l'oxigène, mais
de sa décomposition qui dégage le calorique,

si l'oxigène n'est pas fixé par des affinités victorieuses, il sortira en gaz sans avoir été décomposé. Ainsi, pour qu'il y eût plus de chaleur produite dans un tems que dans un autre, il faudroit que les affinités changeassent et qu'elles devinssent capables de fixer plus d'oxigène ; mais elles ne varient pas, les principes qui en sont le sujet sont les mêmes en été comme en hiver. Ces affinités sont également satisfaites dans tous les tems et sous toutes les températures, puisqu'il y a toujours de l'oxigène rejeté par l'expiration. (*V. Goodwin, Jurine, etc...*) La quantité de l'oxigène fixé, et celle du calorique dégagé, sont donc les mêmes en tous tems et en tous lieux. (*V. Dumas, physiol.*)

La condensation du gaz oxigène par le froid n'augmenteroit pas la production de la chaleur, comme on l'a prétendu : bien au contraire, le gaz plus rapproché contiendroit, sous un égal volume, une quantité moindre de la matière de la chaleur. Il est d'ailleurs impossible que l'air arrive au poumon dans un état de condensation ; car tous les points de l'atmosphère qui touchent l'animal en partagent la température. Comme celle-ci est toujours égale, la chaleur et la raréfaction de l'air, qui pénètre dans la poitrine, ne ne peuvent jamais varier. (*Borelli de Motu animal. , c. de usu respirat. , p. 137, et seq.*

La respiration est une fonction vitale, qui n'abandonne notre espèce dans aucun tems, ni dans aucun lieu. Si la chaleur animale étoit dans tous les cas, un produit nécessaire de cette fonction, la quantité de chaleur provenant de cette source se joignant à celle fournie par l'atmosphère dans les climats brûlans, porteroit la température des hommes à un degré très-élevé. Cependant elle s'arrête toujours au 98e. Les chimistes ont expliqué ce fait en disant que les perspirations pulmonaire et cutanée procurent un refroidissement proportionné aux besoins , par la vaporisation continuelle qu'elles établissent. Ici on veut que la respiration rafraîchisse ; dans d'autres cas, on lui fait produire d'immenses quantités de chaleur , et ces effets opposés doivent s'opérer par le même mécanisme ; n'est-ce pas se jetter dans une contradiction manifeste? Quant à la transpiration cutanée , elle ne répond pas toujours à la chaleur; les expériences de Fordyce et de Solander en font preuve. Le professeur Fourcroi a dit que la transpiration étoit plus abondante l'hiver que l'été,

F

par conséquent , dans les pays froids que dans les pays chauds , et que l'exhalation de cette excrétion gazeuse exigeoit, de la part de l'air atmosphérique , des conditions de sécheresse, de condensation et de mouvement, qui certainement ne se rencontrent pas sous la zone torride. (*V. Fourc. , syst. des Conn. , ch. , t. 9.*) La composition atmosphérique y est telle , qu'elle se prêteroit difficilement à recevoir le produit des perspirations pulmonaire et cutanée. D'ailleurs la transpiration arriveroit un peu tard pour rafraîchir le corps qui resteroit long-tems surchargé de chaleur avant qu'elle s'établît , et qui ne la maintiendroit qu'en servant de filtre à une quantité de calorique capable de détruire sa texture. Cette excrétion fut-elle constante , ne produiroit pas l'effet qu'on en attend ; car en pathologie , une transpiration abondante co-existe souvent avec une chaleur insupportable ; de même qu'un feu dévorant se joint fréquemment à une extrême sécheresse de la peau. Sanctorius et Dodard ont prouvé que la chaleur des animaux est indépendante des matières gazeuses qui s'exhalent de leur peau et de leurs poumons. Il y a des sujets qui sont couverts de sueur au moindre mouvement, sans que leur chaleur absolue éprouve d'altération, soit en plus, soit en moins. Les chimistes voudroient-ils ne regarder l'excrétion cutanée que comme une volatilisation des humeurs animales par le calorique, et réduire à un simple jeu d'affinités une des fonctions les plus actives de l'économie vivante ?

En quelque faveur que soit la doctrine chimique, il semble que les objections, qui précèdent, ont montré qu'elle est insuffisante pour rendre raison des phénomènes de la caloricité, et qu'elle n'explique d'une manière satisfaisante, ni son intensité, ni sa distribution, ni ses variations, ni sa fixité constante sous les températures extrêmes.

SECTION VII.

Théorie du cit. F. Josse. Objections.

On doit encore à la chimie une théorie de la chaleur animale : elle est assise sur ce principe, que *tout corps qui passe de l'état gazeux ou liquide à l'état solide abandonne du calorique.* Il y a quinze ans que Landriani posa ce principe et le prouva par une foule d'expériences rapportées dans une dissertation sur *la chaleur latente*; il le confirma par l'autorité de Black , Bergman Roux , Cigna , Richman , Achard , etc... (*V. J. de phys.*, *1785*, *p. 88*, *197*.) Cette idée a été saisie par les citoyens Bichat et Josse , qui l'ont fait servir à l'explication de la chaleur vitale. Ils ont dit : les alimens fournissent le chile , qui se mêle à la masse sanguine ; celle-ci se distribue à tous les organes qui s'en approprient une partie et réparent, par cette assimilation , les pertes que le travail de la vie leur fait éprouver. Cette nutrition s'opère par la solidification des sucs liquides , d'où suit le dégagement du calorique qui leur communiquoit de la fluidité. Telle est l'origine de la chaleur des êtres vivans , etc. , etc... (*V. Bichat , Anat. , gen. , p. 520 , et s. , t. 2 , etc... F. Josse , de Rennes , de la Chal. anim.*) C'est ce dernier qui a proposé cette opinion avec ses développemens.

D'abord , le principe fondamental de ce système souffre quelques exceptions.

L'auteur ensuite pose plusieurs hypothèses, d'après lesquelles il dirige ses explications avec autant d'assurance que si elles étoient des vérités incontestables.

1°. C'est ainsi qu'il suppose dans tous les corps du calorique libre et du calorique latent ; au moyen de ce dernier , dont il règle la quan-

tité à son gré, il n'est point embarrassé de faire
paroître de la chaleur ; et quand l'expérience
le contredit, il a la ressource de faire passer
le calorique libre à l'état de combinaison ,
en sorte que la variation de température ne
le gêne jamais.

2°. Il accorde à tous les corps une affinité
bornée à un degré fixe pour le colorique.
Tant que cette affinité n'est pas satisfaite ,
il y a dégagement et absorption du calorique ;
après quoi la matière de la chaleur ne trou-
vant plus de partie qui la veuille recevoir
est portée au-dehors par les pores exhalans.
Cette loi d'affinité ou de capacité déterminée
et *absolue* du calorique n'est pas même ap-
plicable à la matière brute. Il n'existe pas
de corps tellement saturé de calorique , qu'on
ne puisse le forcer à en recevoir une nouvelle quantité : à l'égard de la capacité com-
parative ou relative du corps humain, ponr
le calorique, elle est entièrement inconnue.

3°. Il veut que le dégagement du calorique se
fasse successivement et qu'il ne commence
que quand le fluide nutritif a pénétré dans
la profondeur des organes. Sans cette sup-
position, la chaleur animale ne se soutien-
droit, dans cette théorie, que pendant quelques heures à la suite de la digestion.

4°. Quand la masse réparatrice ne fournit pas assez pour établir la température spéfique, le cit. Josse prétend qu'il se fait une destruction de matière organisée, afin qu'il s'en dégage du calorique. C'est la graisse qui sert de réservoir à lamatière de la chaleur produite en excès pendant la santé; c'est elle qui doit la rendre quand la digestion et la nutrition sont suspendues ou interverties. Comme la graisse est ordinairement concrète, la chaleur ne gagneroit rien à sa désanimalisation; c'est pourquoi on la fait passer d'abord à la fluidité. Il est nécessaire que dans ce premier changement elle absorbe du calorique et produise du froid; mais par une solidification nouvelle, elle rend le calorique qu'elle a reçu, plus celui qu'elle tenoit latent.

5°. La différence de la perspiration cutanée dans divers sujets, comme la quantité différente de chaleur dans des tems et des lieux opposés, s'expliquent par une prétendue variété d'affinités entre les combinaisons organiques et leurs principes constituans. Ainsi, dans les pays dont la température surpasse celle de l'homme, il est rafraîchi par la fluidification des solides, et la gazéfaction des fluides. Dans les pays froids, la condensa-

tion des liquides et des gaz dégage tout le calorique nécessaire aux besoins de l'individu.
Dans tous les cas , ces effets contraires dépendent de variétés supposées dans la combinaison et les affinités des principes qui
constituent les corps.

Ces suppositions ressemblent un peu aux
facultés galéniques. Fussent-elles établies sur
des preuves suffisantes, la théorie qu'on en
déduit ne seroit pas encore admissible; il
suffit de rappeler que la fluidité des humeurs animales ne dépend pas de la présence du calorique. Ne sont-elles pas fluides
dans les animaux à sang froid? Le sang jouit
d'un mouvement intrinsèque qui balance toutes
les parties de sa masse ; il se dilate et se
resserre alternativement. Ce mouvement lui
est tellement propre , qu'il le conserve même
hors de ses vaisseaux pendant quelque tems.
Il en est de même de toutes les humeurs animales. C'est cette force expansive , c'est leur
vitalité, qui les maintiennent fluides, et non
pas la chaleur qui les coaguleroit et les ré-
duiroit en masses solides. Cette vérité a pour
elle le suffrage unanime des médecins. (*V.
Barthès, Dumas, Bordeu, Lamure, Fouquet, Roussel, Roza, Moseati.*) D'ailleurs
cette théorie explique mal les phénomènes

de la production, de l'augmentation, de la
distribution de la chaleur animale.

Quand nous prenons des alimens solides,
ils commencent par absorber du calorique
pour se liquéfier, puis ils le restituent par
l'élaboration nutritive. S'ils ne rendoient que
ce qu'ils ont reçu, il n'y auroit qu'un balancement de la matière de la chaleur, sans
qu'il y eût production réelle d'un seul degré ;
mais ils laissent échapper en même-tems du
calorique *latent* : telle est la source unique
et bien obscure de la chaleur animale. L'économie vivante n'engendre pas le calorique,
elle jouit seulement de la propriété de le dégager des matières alimentaires et de le
faire passer de l'état de latence à celui de
liberté. Les liquides contribueront davantage
à la production de la chaleur, puisqu'ils four-
niront du calorique sans en avoir reçu : conséquence opposée à l'observation et aux idées
les plus répandues.

Comme les humeurs constituent la plus
grande partie de la masse du corps, il n'y
a qu'une faible portion des fluides répara-
teurs qui doive passer à la solidification,
ce qui restreint d'autant la quantité de chaleur productible par cette cause. Cette génération de la chaleur ne pourra qu'être fort

lente , car le liquide nutritif n'arrive à la solidification , que par degrés presqu'insensibles.

Pour le maintien de l'uniformité de la chaleur , il faudroit que toutes les espèces d'alimens continssent une égalé quantité de calorique , et que cette quantité variât selon les saisons.

La nutrition se faisant mieux chez les personnes qui engraissent , que chez celles qui maigrissent , pourquoi n'y a-t-il pas chez les premières un excès de chaleur ?

Comment la chaleur subsistera-t-elle au même degré chez ces mangeurs cités , qui absorbent dans un jour quinze ou vingt livres d'alimens, et chez ces sujets abstinens, qui se soutiennent des années entiéres en prenant chaque jour seulement quelques onces d'eau?

Quelle énorme consommation d'alimens feroient les habitans du Nord ! une aussi abondante fixation de parties nutritives donneroit à leurs corps un immense développement; cependant les Samoïèdes et les Lapons sont sobres et de petite stature.

Selon ce systême , les vieillards jouiroient d'une température supérieure à celle des enfans ; car leurs parties tendent à une vicieuse solidification, tandis que dans l'enfance tout reste dans un état de mollesse voisine de la consistance gélatineuse.

Les solides seroient plus chauds que les fluides, puisque le dégagement du calorique se fait sur tous les points de leur étendue, au lieu que les fluides ne contiennent que du calorique latent : de plus ils sont éloignés du lieu de la solidification, parce que la nutrition ne s'opère que loin des grandes voies de la circulation. Toutes les parties où surabondent les liquides auront donc une température inférieure aux autres; ainsi le poumon et les gros troncs vasculaires seront les organes les plus froids. On conçoit bien que la foible réparation qui se fait dans l'organe respiratoire et les tuniques artérielles ne pourra jamais les échauffer assez, encore moins communiquer la température vitale à la masse des fluides qu'ils reçoivent.

Le sang veineux seroit plus chaud que le sang artériel; car les veines reçoivent des vaisseaux lymphatiques le résidu des sucs qui ont fourni à la nutrition ; or ce résidu a été contigu aux parties où s'est opéré le dégagement du calorique ; il n'a pu manquer d'en recevoir sa part , non plus que d'en communiquer aux humeurs avec lesquelles il se mêle. Les veines ayant dans toutes les parties des radicules aussi nombreuses qu'il est possible de l'imaginer ; cette différence, foible d'abord, mais multipliée presqu'à l'infini, procureroit nécessairement un excès considérable de chaleur au sang veineux.

Il n'y a pas de motifs dans cette nouvelle explication pour qu'il existe des animaux à sang froid. Leur température devroit même excéder celle des autres espèces, puisqu'ils se nourrissent d'air, d'eau, de gaz, de substances enfin où le calorique abonde. La digestion et la nutrition ne sont certainement pas moins actives chez les amphibies et chez les poissons, que chez les mammifères ; bien plus dans les zoophites, les testacés, les vers et les animaux muqueux l'appareil digestif est fort développé et fort apparent ; il semble, pour ainsi-dire, exister seul, ou du moins être renforcé aux dépens des organes des autres fonctions qui sont à peine perceptibles. D'où vient donc cette différence entre leur température et leur réparation nutritive ?

Il en est de même des végétaux : ils ne se nourrisent que de gaz, et leur vie n'est qu'une continuelle fixation des principes de l'air et de l'eau décomposés. La condensation de ces matières gazeuses devroit porter leur température à un degré très-élevé , supérieur même à celle de l'espèce humaine, puisque l'accroissement de l'homme n'est nullement comparable en rapidité et en étendue au développement , que prennent en quelques années certaines espèces d'arbres. Pourquoi donc la chaleur absolue des végétaux, ne surpasse-t-elle que de si peu celle des milieux ambians?

Ceux qui prétendent que la chaleur est le résultat de la solidification , et celle - ci la suite de la nutrition, devront dire que cette dernière fonction ne s'exerce jamais mieux que pendant les maladies et surtout dans les fièvres, attendu que la température s'y élève ordinairement. La nutrition sera-t-elle aussi accrue dans les parties attaquées d'inflammation, de gangrène? Au lieu de s'accompagner de chaleur , la suppuration devroit causer la sensation de froid, car il y a passage de l'état solide à l'état liquide.

Il seroit facile d'accumuler beaucoup d'autres argumens contre ce système de la production de la chaleur par la solidification des fluides; mais son insuffisance paroît prouvée par les objections qui viennent d'être proposées.

SECTION VIII et dernière.

Proposition d'une explication différente.
Preuves.

Après avoir examiné toutes les théories admises depuis l'origine de la science jusqu'à ce jour sur la génération de la chaleur vitale, après leur avoir opposé séparément les difficultés insolubles dont elles sont susceptibles, reste à proposer une explication qui en soit exempte. Je suis loin de me dissimuler l'extrême difficulté de cette tâche, et de prendre, dans mes forces, une confiance qui seroit bien déplacée. Ce n'est point une présomption aveugle et vaine de la remplir complettement, qui me porte à l'entreprendre; mais j'ai l'espoir de me rapprocher de la nature en me frayant une route différente de celles tracées jusqu'à présent, qui me semblent se diriger en sens contraire de la marhe qu'elle suit. Mon travail aura du moins l'utilité de faire envisager l'économie sous un nouveau jour. *Rerum natura sacra sua non simul tradit. Seneq.* Au reste, voici l'idée que je me suis faite de la faculté calorifique.

Dans tous les instans de leur existence,

les êtres organisés jouissent d'une température à eux, ordinairement supérieure à
celle des milieux environnans, et qui persé-
vère à un degré fixe, malgré les variations
les plus considérables de la chaleur atmosphérique. La chaleur vitale étant indépendante de la température générale, il faut bien
en attribuer la production à une autre cause.
Cette autre cause ne peut être que l'*orga-*
nisme, puisque c'est par cette seule condition
que les êtres qui ont une chaleur propre,
sont distingués de la matière brute invariable-
ment et nécessairement assujettie à partager
passivement les vicissitudes de la commune
température.

Comme le degré auquel s'arrête la chaleur
vitale est uniforme pour tous les individus de
la même espèce; qu'il varie seulement dans
les espèces différentes; ce ne peut être que
le mode de la structure qui détermine cet
accroissement dans l'intensité de la chaleur
spécifique : ainsi les végétaux marquent le
premier degré de ce thermomètre de l'organisme; immédiatement au-dessus sont les
classes des animaux qui se rapprochent assez
des plantes, pour que plusieurs d'entre eux
ayent pu être confondus avec elles, tant
leurs caractères d'animalité sont obscurs; ensuite viennent ceux chez qui les fonctions

de la vie encore incomplètes s'exécutent par un mécanisme peu compliqué : au-dessus de tous, sont les animaux les plus parfaits dans lesquels la chaleur arrive au dernier degré d'intensité qu'a marqué la nature pour les êtres organisés. On voit que c'est sur la progression de l'organisation que se gradue la température vitale. Ce rapport est si soutenu, qu'il faut voir entre ces deux choses la liaison d'un effet à sa cause.

Les animaux offrent une température uniforme dans tous les points de leur étendue. Qu'on examine cette qualité à leurs extrémités ou dans leur tronc, à leur extérieur comme à leur intérieur, on n'apperçoit nulle part que la chaleur soit en excès : ce qui prouve sans réplique que le calorique ne sort pas d'une source unique et déterminée pour se répandre dans tout le système ; car une prédominance locale de température ne manqueroit pas d'indiquer l'endroit où s'oppéreroit l'amas ou le dégagement de la matière de la chaleur. Il est hors de doute que la chaleur vitale ne se rassemble pas dans un foyer.

Cette vérité se lie naturellement à des considérations de la plus grande importance ; elle montre que la caloricité n'est point une faculté circonscrite dans une région limitée du corps; qu'elle est une propriété commune à toutes les parties de l'économie vivante; qu'elle découle de la vitalité, qui en pénètre les masses organiques. Par conséquent la génération de la chaleur n'est pas une fonction qui soit assignée par la nature à un organe particulier pour être exécutée par lui exclusivement, comme la respiration l'est par le poumon, la secrétion de la bile par le foie; au contraire, cette production s'opère également dans chaque point du système par le secours et l'action respective de tous les organes; elle résulte du jeu, de la liaison et des efforts réciproques de toutes les parties du corps; enfin elle est le produit de cet ensemble de mouvemens qui constituent la vie.

La caloricité étant fondée sur l'organisme et la correspondance d'action, toute lésion qui détruit la texture ou interrompt le rapport d'une partie avec les centres vitaux, y éteint la chaleur. Cette communication s'établit, ainsi que l'influence du cœur et du cerveau, par le ministère des nerfs et des vaisseaux sanguins. Si on vient à couper ou à lier le principal tronc nerveux qui se distribue à une partie, le froid s'en empare,

le

le sentiment et le mouvement y cessent. Une cause morbifique produit quelquefois le même refroidissement, en laissant subsister le mouvement et le sentiment, ou seulement l'un des deux. *Dehaen* a toujours vu que les membres paralytiques étoient moins chauds que les autres, quoique la vitesse du pouls se soutînt. La compression du nerf sciatique par le femur luxé refroidit l'extrémité. Quand on fait l'opération de l'anévrisme, les parties situées au-dessous de la ligature perdent leur chaleur jusqu'à ce que les ramifications collatérales se soient développées. Si ce développement n'a pas lieu, la partie inférieure à la ligature tombe en mortification : par fois aussi elle se dessèche et le malade la conserve, malgré le refroidissement et l'atrophie. Le citoyen Sabatier rapporte un exemple de cette dernière terminaison survenue à la suite d'une lésion de l'artère axillaire.

Quoiqu'on ait pu prétendre jusqu'aujourd'hui, le cœur, le poumon, le cerveau, l'estomac, les gros vaisseaux, les capillaires ne sont pas les seuls instrumens générateurs de la chaleur; mais il est certain qu'ils y coopèrent pour beaucoup, quand ils agissent synergiquement. D'après Hippocrate, *Bordeu*

G

a dit, avec l'assentiment de la plupart des physiologistes, que la vie générale est la somme des vies propres et particulières de tous les organes. Une analogie exacte et très-rapprochée n'autorise-t-elle pas à dire que toutes les parties agissent et sont chaudes chacune de leur propre action, et que la température générale se compose de ces températures particulières ? La chaleur comme la vie, résultent d'un ordre déterminé d'actions et de réactions contrebalancées et proportionnelles qui établissent dans chaque partie l'exercice de ses fonctions, fixent ses propriétés, ses rapports, enfin son économie naturelle spéciale. *Omnia animantur in corpore animato.* Hippocrat.

Il n'est aucun des mouvemens qui s'exercent dans les corps animés, qui ne concoure à former la température vitale. Quelques considérations sur les principaux de ces mouvemens mettront cette vérité hors de doute.

L'exercice des fonctions animales ou intellectuelles contribue à la production de la chaleur.

Des rapports intimes et constans sont établis entre les sens externes et les sens internes. Les premiers sollicitent les autres à agir en leur transmettant les sensations, matériaux de nos idées. Une tension subite, un effort mesuré de la masse cérébrale suivent les modifications inconnues introduites par les sens externes. *Cerebrum convellitur aut aliqua illius particula*, *Hipp. de Gland.* A cette concentration succède un développement de forces par des oscillations plus ou moins rapides. Dans cette alternative stimulante d'actions et de réactions, le cerveau devient un foyer de mouvemens et de caloricité. Si l'ame se fixant avec force sur des impressions actuelles ou conservées, retient autour d'elle l'influence du cerveau pour les opérations des sens internes, comme il arrive dans les grands travaux d'esprit et dans les méditations profondes, cette contension diminue ses oscillations sur le reste du système dont les fonctions ne s'exercent plus qu'avec une sorte de langueur. La chaleur foiblit par-tout tandis que l'accumulation des forces sur l'organe cérébral l'y fait prédominer. On sait que les gens de lettres, sur-tout les poëtes et les hommes qui s'abandonnent à la contemplation, ont souvent le front et les pommettes brûlantes, et les extrémités engourdies par le froid. Les maniaques supportent sans inconvénient un froid excessif. Les vives émotions de l'ame influent tellement sur la caloricité, qu'un homme agité e passions violentes s'exposera au froid le plus rigoureux sans s'en appercevoir. La chaleur atmosphérique la plus forte n'empêchera pas qu'une crainte extrême ne produise le tremblement , le frisson, la pâleur ; c'est que dans le premier cas tous les mouvemens vitaux sont exaltés, et que dans le second ils sont presqu'anéantis. La respiration se fait à peine : au lieu de contractions fortes et réglées , le cœur n'éprouve que des palpitations ou un frémissement continu ; par fois les muscles deviennent incapables de mouvement ; l'usage des sens est suspendu. Un jour de retraite je vis un homme qui croyant mal-à-propos qu'il étoit poursuivi par l'ennemi , se précipita sur un pieu sans le voir, et se l'enfonça dans la poitrine. Cet accident fut suivi d'un délire frénétique. Il est des passions stimulantes , il en est de sédatives ; cette vérité est connue de tous les médecins. Les premières donnent de l'activité à tous les mouvemens vitaux , accélèrent le cours des liquides, accroissent l'intensité de la chaleur ; sous l'empire des passions sédatives , la vie languit de même que tous les actes qui en dépendent , aussi devient-on très-sensible à l'impression du froid. (*Voyez Haller, Brown , Cullen, Dumas , Dehaen.*)

L'influence des fonctions vitales sur la caloricité a été si universellement avouée, que chacune d'elle a tour-à-tour été proclamée comme
la cause unique de ce phénomène.

Wrisberg, Cawerhill, Rœderer, Blumenbach, avoient si bien reconnu la nécessité de
l'influence du cerveau et des nerfs sur la production de la chaleur animale, qu'ils pensèrent
que ces organes en étoient les principaux
instrumens.

Boërhaave, Douglass et tous les mécaniciens
ne regardoient-il pas la circulation comme la
cause première et efficiente de la caloricité ?
La respiration leur parut y coopérer, mais
auxiliairement.

Selon la doctrine chimique, la production
de la chaleur est une suite du jeu des affinités
qui décomposent l'air atmosphérique dans le
travail respiratoire. La distribution de la chaleur aux diverses régions par le système vasculaire est un effet secondaire et subordonné.

Quelque différence qu'il y ait entre ces opinions, toujours est-il vrai que dans tous les
tems, dans toutes les théories, on a su appré-
cier la nécessité de chacune des fonctions vitales pour la production de la chaleur ; mais
comment a-t-on pu séparer par la pensée des
mouvemens liés par un enchaînement mutuel

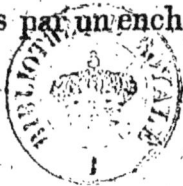

si nécessaire, que l'abolition ou la suspension de l'un d'eux entraîne constamment celle des autres. *Mihi quidem videtur principium corporis nullum esse, sed omnia similiter principium et omnia finis. Hipp. de Locis in hom. Principium autem omnium unum est, et finis omnium unus. Hipp. de Alim.* Un effet attribué en particulier à l'un de ces mouvemens, est sous la dépendance des autres au point qu'il cesseroit s'ils venoient à s'interrompre eux-mêmes. C'est pourquoi il auroit fallu considérer cet effet comme commun. C'est l'accord d'action et l'union réciproque de ces fonctions inséparables, qui contribuent à établir la température. Elles y concourent d'autant plus puissamment, qu'elles sont plus importantes pour le soutien de la vie, que l'étendue de leur influence n'a de bornes que celles du corps, qu'enfin elles déterminent une série de mouvemens qui persistent sans interruption jusqu'à la mort.

La caloricité n'est pas moins liée aux fonctions naturelles qu'aux précédentes.

Pour peu qu'on apporte d'attention à observer le mécanisme de la digestion, on est à même de se convaincre qu'il contribue beaucoup à la génération de la chaleur. Les alimens broyés, réduits en pâte par la salive, poussés

par les mouvemens des joues, de la langue,
de la glotte, du pharynx, à travers l'œsophage
jusque dans l'estomac, doivent l'irriter, tant
par leur poids que par leurs qualités chimiques. Le viscère réagit en pressant de ses parois intérieures la masse alimentaire, et le
point d'appui qu'il y trouve favorise le mouvement oscillatoire qui agite ses fibres du car-
dia au pilore. Le suc gastrique coule avec
abondance. L'estomac est alors un but ou
un aboutissant vers lequel se dirigent, de
toutes les parties organiques, des courans
d'oscillations qui accroissent encore son activité ; mais bientôt cette concentration des
forces, parvenue à son complément, oblige
les oscillations à changer de marche. Alors
elle offre elle-même un point d'appui ou un
foyer, d'où les oscillations s'élancent par un
mouvement rétrograde pour aller se répartir
dans tout le corps selon des directions ex-
centriques. Cette accumulation et ce développement des forces donnent lieu à la série des
phénomènes qui accompagnent un léger accès
de fièvre. Dans le premier instant de la digestion, il survient un petit frisson qui ne tarde
pas à être suivi d'un développement marqué
du pouls et d'une chaleur plus ou moins forte
qui se répand dans tout le corps. Il y a bien-

long-tems que les physiologistes ont constaté
ce fait, d'après lequel on ne peut pas nier que
la digestion concourt à former la température
vitale. Cette vérité n'est pas même ignorée du
peuple, qui l'exprime d'une manière aussi
bizarre qu'incorrecte, en disant de ceux qui
mangent beaucoup, qu'ils ont le foie chaud·
L'introduction dans l'estomac d'une petite
quantité de liqueurs fermentées fait aussi
éprouver un sentiment de force et de la chaleur; mais cet excitement n'est que passager,
ainsi que ses effets. (*Lacaze, Grimaud*).

Comme la nutrition s'opère sourdement,
loin de nos sens, dans l'épaisseur des organes,
son mécanisme est peu connu; d'autant moins
peut-être qu'on a fait plus d'efforts pour l'expliquer par les lois de la physique, de la mécanique, de l'hydraulique et de la chimie,
dont on eût dû la reconnoître indépendante.
Quoi qu'il en soit, on ne peut revoquer en
doute l'importance de cette fonction pour la
caloricité, quand on considère qu'elle consiste
dans une suite d'élaborations longues et multipliées, qui exigent le concours des nerfs, des
gros vaisseaux, des capillaires, des lymphatiques, des fibres musculaires, des mem-
branes et du tissu cellulaire; qu'elle détermine
dans toutes les parties un certain degré de

ton et d'action ; qu'elle meut les solides et les
fluides en agitant leurs plus petites masses d'un
mouvement continu ; qu'il n'est aucune partie
de l'économie vivante qu'elle n'arrache à
l'inertie pour lui communiquer une altération
propre, une modification vitale. Il est évident
qu'une fonction qui s'exécute par des mouvemens nombreux et variés, qui lie par une
réciprocité d'actions soutenues les parties les
plus distantes, les plus grosses masses et les
plus petites, qui enfin imprime aux molécules constitutives, ainsi qu'aux assemblages
organiques, des changemens considérables, ne
peut manquer d'avoir une influence très-pro-
noncée sur la production de la température
animale dont elle est si inséparable, que la
nutrition n'a jamais lieu sans la chaleur, et
que toute réparation s'éteint dans les parties
frappées d'un refroidissement absolu.

Les nombreuses secrétions, qui ont lieu
dans divers points de l'économie, concourent
à établir la température spécifique. Le sang
contenant formellement toutes les humeurs
qui en sortent, les secrétions sont des actes
qui ont pour objet le départ de ces parties
différentes les unes des autres. Cette séparation est opérée par une classe particulière d'organes, dans la composition desquels l'anatomie

découvre un appareil considérable et compliqué de nerfs et de vaisseaux. Quoique le
mécanisme des secrétions éprouve de légères
modifications par la texture des parties qui
les opèrent, il dépend pourtant en général de
certaines conditions communes qui doivent se
rencontrer dans toutes : tels sont une abondante affluence de sang vers l'instrument de
la secrétion, une irritation par les nerfs, le
redressement des vaisseaux sanguins, des secousses excitatives de l'organe et l'extension
des excrétoires. Tant que dure un travail se-
crétoire, quel qu'il soit, l'organe qui l'exécute
devient un point de fluxion pour les humeurs,
un but des vibrations nerveuses, un centre
de mouvemens plus ou moins rapides. L'éré-
thisme qui détermine l'excrétion de la liqueur
séminale va quelquefois jusqu'à la convulsion.
A l'instant de l'allaitement, les mamelles se
gonflent, se durcissent, les excrétoires se
redressent et s'allongent ; l'orgasme est frappant. L'excrétion des règles s'annonce ordinairement par la douleur, la tension, la chaleur de l'hypogastre, la vitesse du pouls, la
fréquence de la respiration ; trop souvent le
surcroît d'action de l'uterus se marque par
des troubles de l'ordre inflammatoire. Enfin,
toutes les secrétions consistent dans une réu-

nion de mouvemens qui doivent élever la température. (*Voyez Bordeu.*)

Il est connu de ceux même qui ne sont pas médecins, que le mouvement musculaire accroît la chaleur du corps. L'exercice est le meilleur moyen de résister à un froid excessif. Entre les Hollandais qui abordèrent au Spitzberg, on remarqua que ceux qui restèrent dans des lieux petits et bien clos, périrent de froid ; tandis que ceux qui firent de l'exercice en plein air conservèrent leur santé. (*Voyez Cullen. Pinel, Enc. méth. au mot* Feu, *méd. t. 6, p. 348.*) Dans les pays méridionaux le mouvement augmente les incommodités du climat, c'est pour cela qu'il y est en aversion aux habitans et qu'il ne connoissent pas de plus grands biens que l'indolence et l'inactivité. C'est sur de telles considérations que Sydenham, Boërhaave, Dehaen, Stoll et tous les praticiens prescrivent le repos dans les maladies inflammatoires. Le corps est échauffé par tous les mouvemens un peu soutenus auxquels il se livre ; mais cette chaleur n'est pas l'effet mécanique des frottemens, elle naît de l'excitement que l'exercice porte dans le système. Il faut l'attribuer à l'action augmentée du cerveau, du cœur, du diaphragme, aux contractions alternatives des muscles abdomi-

naux et de ceux qui transportent le corps, à la
réaction de l'organe extérieur, aux balance-
mens des viscères et de la masse intestinale,
au tiraillement doux, aux secousses du tissu
cellulaire, aux pressions sur les vaisseaux de
tous les ordres ; en un mot à une sorte de pré-
cipitation de tout le jeu organique en général.

Pendant le sommeil naturel, l'exercice des
sens, tant externes qu'internes, est suspendu,
les secrétions rallenties ou supprimées, la
transpiration plus rare. La force des parties
intérieures s'accroît parce que les déterminations cessent de se diriger vers l'organe externe : c'est par ce mécanisme que les forces
épuisées dans l'état de veille se réparent par
le sommeil. Alors le corps n'est livré qu'aux
mouvemens doux et réguliers qui entretien-
nent les fonctions vitales. Les inspirations
sont profondes, égales et peu fréquentes, le
pouls est grand, mais lent, et la chaleur s'affoiblit selon la remarque de tous les physiologistes. Aussi le sommeil prolongé annonce
ou entraîne la débilité, la mollesse du corps,
la pesanteur de l'esprit, l'inactivité et l'imper-
fections des sens.

Achard (*Emph. artif. ac. de Berl. 1781*),
Beddoës (*Bibl. Britt. v. 6. octobre 1793*).
Ingen-Houz, Jurine, Demilly ont prouvé

que l'air atmosphérique pénètre la peau de
toutes parts, et qu'il y éprouve une altération
analogue à celle qu'il reçoit dans le poumon.
Le gaz nitreux, l'hydrogène, l'azote soufflés
entre les feuillets cellulaires produisent des
accidens ; mais ces accidens ne sont pas les
mêmes que ceux qu'ils feroient naître s'ils
étoient introduits dans le poumon, comme on
l'a dit à tort. Abstraction faite de cette action
chimique, encore peu connue, dont l'art de
guérir n'a tiré jusqu'ici aucun résultat mar-
quant, l'envelope extérieure du corps se prête
à une évaporation continuelle entretenue par
un mouvement qui porte les humeurs du
centre à la circonférence. L'organe cutané,
qui est le but de cette action dirigée sur lui
de tous les points intérieurs, réagit et s'ef-
force de repousser la matière qui tend à le
pénétrer. Dans ce renvoi réciproque d'action
entre les parties profondes et la peau, celle-ci
se gonfle, se colore et s'échauffe. Ces phénomènes sont d'autant plus prononcés que le
mouvement d'expansion obtient plus de développement et d'activité, comme à la fin de
la digestion et à la solution des spasmes, qui
ont refoulé toute action vers le centre. N'est-il
pas évident que la transpiration contribue à
la température générale, puisqu'elle s'opère

par un concours de mouvemens qui intéressent les parties profondes et les superficielles, et qu'elle développe sensiblement de la chaleur dans l'organe cutané.

Le concours des fonctions naturelles à la génération de la chaleur semble suffisamment prouvé par ce qui précède.

Quelques causes encore coopèrent à l'élévation de la température ; tels sont le balancement régulier du diaphragme , la tonicité, les mouvemens concentrique et excentrique , etc.

Dans ses contractions , le diaphragme tiraille la plèvre , presse l'estomac, le foie, la rate, toute la masse intestinale ; dans son relâchement il entraîne en haut le péritoine, en même-tems le paquet viscéral se soulève et se loge sous sa voûte. Cette action du diaphragme , aidée de celle des muscles du bas-ventre, fait rouler les humeurs dans les vaisseaux qui entrent dans les organes mols de cette cavité et dans la masse immense de tissu cellulaire qui les pénètre. Ce n'est pas la compression qui opère cette circulation ; mais une agitation douce qui augmente le mouvement des vaisseaux, en agaçant leurs nerfs par des secousses légères, sans cesse renouvelées. Aussi a-t-on dit que le diaphragme étoit à la masse des humeurs cheminant dans le tissu cellulaire ce que le cœur est à la grande circulation. (*V. Bordeu, rech. anat. sur les gland.*, *p. 515, etc....*)

Une force motrice agit dans la profondeur de nos organes, sans que nous en ayons le sentiment. C'est elle qui, par une sorte de frémissement obscur continu, détermine et soutient le ressort des fibres primitives des organes et la consistance des liquides. (*Stahl nov. th., Baglivi, Glisson de ventric. et intest., c. 7, de Gorter, etc...*)

Enfin, le tissu intérieur des solides est livré à deux mouvemens contraires; l'un tend à rapprocher et à resserrer la masse des organes; l'autre, à la développer, à la raréfier. De même les humeurs obéissent à deux ordres de mouvemens; par l'un, elles sont portées de la circonférence au centre, l'autre les repousse de l'intérieur à l'extérieur. Ces mouvemens ont été admis par Hippocrate, Galien, Grimaud, Tourtelle, Pinel, Dumas, etc...

C'est en maintenant les solides et les fluides dans une agitation continuelle, c'est en imprimant aux humeurs des directions diverses, c'est en secouant, agaçant, crispant, irri-

tant les solides que ces dernières causes concourent à la température.

Nous venons de passer en revue les principaux mouvemens qui, moins par leur jeu
particulier, que par leurs rapports communs,
me paroissent devoir être regardés comme
les vrais instrumens générateurs de la chaleur. Elle commence, subsiste, cesse avec
eux, se proportionne constamment à leur
force ou à leur langueur ; aucun pris séparément n'en est l'origine, puisqu'aucun
en particulier n'est suffisant pour l'établir;
non plus que pour l'éteindre, en s'inter-
rompant, à moins que son importance dans
l'économie ne soit si grande, que sa suspension puisse causer la mort absolue ou par-
tielle. La caloricité est un effet général résul-
tant de causes particulières. C'est à l'ensemble,
à la correspondance, à l'enchaînement succes-
sif de ces fonctions, qu'il faut l'attribuer. Leur
exercice libre et régulier la maintient à son
point fixe ; elle décroît quand elles s'affai-
blissent : tout ce qui peut remonter et soutenir le ton des organes qui les exécutent, et tout
ce qui peut renforcer leur action, augmente
son intensité. Un sujet jeune, plein de vigueur et de santé ressentira, sans en éprouver
d'effets fâcheux, un froid supérieur à celui
qui

qui tueroit un homme affoibli, un convales-
cent, un vieillard.

Les raisons, par lesquelles nous avons tenté
de prouver que la chaleur spécifique de
l'homme dépend de l'unité collective d'actions et d'efforts qui établissent son mode
vital, se renforcent d'une dernière considé-
ration qui en fait le complément; c'est que
la température s'abaisse dans les espèces
chez qui l'existence se restreint par suite
d'une organisation moins parfaite, ou au
moins plus simplifiée. Cette différence de
composition explique celle de température.
Bornons nous à l'examen des mouvemens
et des organes les plus importans dans les
animaux à sang froid; nous verrons, 1°. la
masse cérébrale diminuer graduellement,
se réduire dans beaucoup d'espèces à de
simples cordons, s'effacer et disparoître complettement dans les derniers genres. Son influence s'affoiblit proportionnellement, au
point que les parties ne reconnoissent plus
de centre d'action ni de dépendance vitale;
comme on peut s'en assurer dans les lézards, les vers, les polypes dont le corps par-
tagé forme pour ainsi dire plusieurs animaux
2°. Le cœur se réduit à trois cavités chez les amphibies, les serpens; à deux chez les poissons et

H

les crustacées; à une chez les insectes. Il n'est plus qu'un conduit noueux dans les vers; on n'en trouve nulle trace dans les polypes. 3°. Le poumon n'a qu'un mouvement irrégulier dans les amphibies; il est formé de cerceaux osseux garnis de franges dans les poissons; des stigmates reçoivent l'air qui circule dans tout le corps par les trachées dans les insectes. Pour les zoophites, rien n'y peut faire soupçonner le travail respiratoire, etc... Les fonctions qui peuvent être exercées par des appareils organiques ainsi incohérens, restreints et comme mutilés, dont le jeu est d'ailleurs si lent et si obscur dans quelques espèces, qu'il se dérobe aux sens les plus exercés, sont nécessairement peu complètes, embarrassées, mal liées, et même quelquefois en désaccord évident. Le mode d'existence qu'elles établissent doit être fort limité dans ses rapports et dans l'ensemble de ses phénomènes; car la vie animale est la somme des mouvemens dépendans de l'action et de la réaction mutuelle des organes : conséquemment la chaleur qui résultera d'un tel ordre de mouvemens, sera fort inférieure à celle de l'espèce humaine. Cette conclusion est si naturelle, que la température des animaux froids, qui est une objection contre toutes les théories, confirme l'explication ex-

posée ici. Elle fournit des raisons également
satisfaisantes de la différence de température
respective des animaux froids, de l'abaissement de celle des animaux dormeurs.

Quant à la température supérieure à celle
des hommes, qui a été attribuée à certains
animaux ; ce fait n'est pas universellement
reconnu : car, s'il est vrai que la chaleur
des hommes s'arrête, en état de santé, à
98 degrés (32 degrés et demi du thermomètre de Réaumur), il ne l'est pas moins
qu'en maladie, elle peut monter jusqu'au
108e. (environ 57 de Réaumur). Ce terme est
celui de la température des animaux reconnus
pour les plus chauds, et on n'a pas de raisons de croire qu'elle dépasse ce degré dans
aucune circonstance de leur existence. Sous
ce point de vue, la température spécifique
humaine n'est inférieure à celle d'aucune
autre espèce. Quand on admettroit que la
chaleur de certaines classes d'animaux excède
celle de l'homme d'un petit nombre de
degrés, comme le veulent quelques naturalistes, cet excès de caloricité s'explique par-
faitement dans l'opinion actuelle. Qu'on
prenne pour exemple la classe des oiseaux
qui a été citée comme la plus calorifique :
on verra que dans ces êtres, l'extrême res-

triction des fonctions animales, l'absence de
ces rapports généraux qu'on admire dans
l'économie humaine, et le déficit de certains
ordres de mouvemens propres à cette dernière espèce, sont surabondamment compen-
sés par une énergie inappréciable de toutes
les fonctions vitales et de quelques-unes des
fonctions naturelles, telles que la digestion,
la motilité, etc.... Le surcroît de chaleur des
oiseaux dépend d'une augmentation d'activité vitale, que détermine leur composition
organique. En effet, 1°. la masse cérébrale
est chez les oiseaux dans une proportion
plus forte que dans l'homme. Cuvier, Haller ont évalué la différence à près d'un quart
en sus. 2°. Les poumons adhérens aux côtes
se prolongent par des vessies aériennes dans
l'abdomen, et communiquent par des appendices dans les os (*Camper*); en sorte que tout
le corps prend part au travail respiratoire.
5°. Le cœur pourvu de quatre cavités, formé
par un tissu dense et serré, est agité de
mouvemens rapides et vigoureux. Les tuniques artérielles jouissent de beaucoup de
force et de ressort. 4°. L'estomac, dans
quelques genres, se compose de muscles très-
forts et très-gros, que la voracité tient dans
une activité peu interrompue. 5°. Le système

musculaire qui, dans un très-grand nombre d'espèces, est en prédominance marquée sur les systèmes celluleux et lymphatique, est livré habituellement à des efforts violents et soutenus. C'est à la totalité des mouvemens résultans de ces conditions, qu'il convient de rapporter la prédominance de caloricité des oiseaux.

La chaleur des animaux étant la suite d'un enchaînement d'actions et d'efforts réciproques, d'une connexion de causes et d'effets dont l'ensemble fait l'animalité, étant une propriété inséparable, un des caractères essentiels de la vitalité, on tenteroit en vain de décrire la modification organique, très-secrète et très-complexe, qui nécessite ou accompagne sa production. La température vitale est, selon l'expression de Stahl, une faculté hyper-mécanique, inexplicable par les principes des sciences physiques, les lois sont rigoureuses, nécessaires, toujours constantes, ne peuvent s'appliquer aux corps vivans, parce que ceux-ci, jouissant de la puissance de changer leur mode d'existence par l'exercice des forces, qui les pénètrent, font à chaque instant varier l'action des corps qui leur sont appliqués et qui ne les trouvent jamais en-

tièrement semblables à eux-mêmes. *Incipit*
physiologus ubi desinit physicus. Stahl. On
est donc dans la nécessité de placer la caloricité à côté de la sensibilité, de la motilité et des autres propriétés vitales, dont
les phénomènes sont bien connus, mais
dont le mécanisme est encore ignoré, quelques tentatives qu'on ait faites pour soulever
le voile dont la nature les enveloppe. (*V. le*
Tab. syn. des for. vit. du prof. Chaussier.)
Subtilitas naturæ subtilitatem sensus et
intellectus multis in partibus superat, etc...
Bacon, nov. org. scient., p. 280 aph. 10.
ed. Francf.

Si on vouloit s'abandonner un moment à
une hypothèse, qu'il seroit facile de rendre
spécieuse, on pourroit dire que le calorique
existe dans les matières organiques, et que
les mouvemens vitaux ne font que le dégager. Non seulement le calorique existe par-
tout; mais de plus, il est prouvé que les
subsistances animales sont spécialement formées des principes les plus combustibles. Le
carbone, le phosphore, le soufre, l'hydrogène entrent dans la composition des
fluides et des solides animaux : l'agent même
de la combustion, l'oxigène se trouve par-

tout à côté de ces matières. Un léger changement dans les affinités existentes suffira
pour produire l'union de ces principes voisins.
Voilà l'oxidation ou la combustion. Or, ces matières tendent réellement à entrer dans de nou-
velles combinaisons. N'en a-t-on'pas des preuves
dans la perspiration cutanée, d'après les expériences d'Achard, Beddoës, Dumas, Fouquet (*diss. de corp. crib.*), *Ingen-Houz*,
Jurine, etc., etc...., et plus sensiblement
encore dans la respiration, qui donne lieu
à la formation de l'eau et de l'acide carbonique ? Cette double oxidation s'opère presque
sous nos yeux. Dans certains sujets, une dé-
pravation de composition, amenée par un
concours de circonstances capables d'introduire une surabondance des principes combustibles, favorise tellement l'union de ces
principes à l'oxigène, qu'à la plus légère
occasion, on la voit s'opérer avec une violence extrême, en produisant un dégagement
rapide de calorique et de lumière, un véritable incendie. Rolli, Lair et d'autres observateurs, ont publié plusieurs de ces faits
de combustions humaines. (*V. les Mém. de
la soc. roy. de Lond.* 1745. *V. Lair, ess.
sur les combustions humaines, et Scipion
Maffei*, etc., etc, etc....) Quand on tire une

étincelle d'une personne isolée et chargée
d'électricité positive, il sort de ses organes
une lumière vive et brillante. Les professeurs
Fourcroy et Thouret ont vu dans des cadavres enfouis depuis long-tems, que toute
la masse des parties molles s'étoit convertie
en une substance, *adipo-cireuse*, éminemment combustible. (*V. le beau rapport du
cit. Thouret sur les exhumat. du cimetière
des Innocens, celui du cit. Fourcroy, etc...*)
Peut-on inférer de ce qui précède, que la
chaleur animale émane d'un véritable embrasement, sourdement entretenu sur tous
les points du système par une combinaison
lente et mesurée de l'oxigène, tantôt avec
le carbone, tantôt avec l'hydrogène, tantôt
avec le soufre et tantôt avec le phosphore?
Le travail vital seroit le moteur et le régu-
lateur de ces combinaisons.

Reste maintenant à examiner par quels
moyens la chaleur animale persiste à un degré fixe sous les températures extrêmes, dans
l'état de santé, et comment s'établissent les
changemens qu'elle éprouve en maladie.

Lorsque le froid vient à frapper l'organe
extérieur, celui-ci frémit, se crispe, serre
son tissu : delà suivent deux effets; par le
premier, les ramifications vasculaires, qui

pénètrent la peau, sont comprimées, et les
humeurs qu'elles contiennent reportées dans
les vaisseaux profonds. Ceux-ci vont les verser
dans le cœur qui, sollicité par une masse
énorme de fluides, se contracte avec force
pour la repousser à la circonférence. Aussi-
tôt que le flot du liquide a touché ce but,
il y reçoit une impulsion contraire qui le
ramène au centre. De cette réciprocité d'efforts naissent un balancement vigoureux des
humeurs et une action robuste des solides
qui les font cheminer. Les pulsations sont
rares, à la vérité : il n'en faut pas conclure
que l'action du cœur soit foible. Au contraire, cette rareté se joignant à la grandeur
et à la plénitude du pouls, annonce la vigueur ; elle fait connoître que les contractions du cœur sont complètes, et qu'à chacune il se vide entièrement. En effet,
le pouls simplement prompt, le vîte, le fréquent indiquent l'épuisement des forces.
Aussi les observe-t-on dans les affections nerveuses, dans les chroniques, après les hé-
morrhagies, chez les agonisans. Le second effet
tient à la correspondance bien connue d'actions et d'efforts établie entre la peau et les
organes internes, qui ont leur foyer de rapports au centre phrénique. Tout le monde

sait que l'exercice à l'air libre et froid donné
de l'appétit, que certains alimens, certaines
fièvres bilieuses, couvrent la peau d'éruptions. Ainsi donc, à l'occasion de l'impression faite par le froid sur l'organe extérieur, le diaphragme affecté sympathiquement
sollicite l'activité des masses viscérales du
bas-ventre et de la poitrine, éveille l'action du
cerveau avec qui il entretient des rapports
constans. La réaction du cerveau, tant sur le
centre phrénique, que sur le cœur, établit
un cercle de mouvemens nombreux et rapides, d'où doit résulter la production d'une
quantité de chaleur toujours proportionnée
aux besoins de l'individu, puisqu'elle l'est à
la température qui en est la cause.

Cette réciprocité de déterminations fortes
et soutenues de l'organe cérébral et du centre
phrénique, rendent raison de cette choquante
grosseur de tête, de cette épaisseur proémi-
nente de l'abdomen, qui nous déplaisent à la
première vue dans les Lapons. La fermeté,
la condensation de l'organe extérieur, sa
force répulsive sur les liquides, expliquent la
couleur olivâtre et la stature ramassée de ces
races pygmées, qui ne se rencontrent que
dans le voisinage des pôles. De l'action augmentée du système vasculaire, de la tension

et du ressort des solides en général, dérivent
les pleurésies, les angines, les douleurs aiguës et la série entière des maladies inflammatoires, que les praticiens de tous les siècles
ont observé être particulières à l'hiver, et
considérées comme des suites de l'impression du froid. (*Voy. Hipp. aph.*, *v. 23*,
sec. 3, de aere et Loc; et pass. Sydenham,
Duret, *Pringle*, *Stoll*, etc....)

On ne sauroit douter que la nature ne
cherche des moyens de résister à l'extrême
violence du froid dans le mécanisme, qui
vient d'être détaillé, si on réfléchit que c'est
en établissant la modification la plus contraire à celle que nous supposons, que le
froid exerce ses effets les plus funestes, et
finit par donner la mort. On a remarqué que
l'impression momentanée du froid émousse
les sensations, et que son action habituelle
affoiblit la sensibilité des septentrionaux. C'est
sans doute un des moyens, que la nature employe pour leur rendre supportable l'af-
freux climat où elle les fait végéter. Quand
le froid est devenu excessif, il tue les animaux,
comme il a été prouvé déjà, par un retard
toujours croissant du jeu de leurs organes :
après les avoir engourdis, rendu insensibles,
immobiles, il les jette dans un état soporeux,

que la mort suit de près. Tous ces phénomènes sont amenés successivement par l'ex-
tinction graduée du principe vital.

Dans les pays où la chaleur atmosphérique
parvient à un degré très-élevé, l'organe extérieur raréfié se laisse pénétrer presque sans
résistance par les humeurs qui se dirigent
sur lui de l'intérieur. A peine son tissu relâché est-il capable de faire un effort marqué
sur les liquides. Ceux-ci ramenés vers le cœur
par une force peu considérable, n'y entrent
qu'à flots petits et pressés, qui provoquent
des contractions fréquentes, mais faibles et
incomplètes, dont chacune chasse, avec peu
de vigueur, une petite masse de sang. La
modification, que l'atmosphère échauffée a
fait prendre à l'organe extérieur, ne le rend
pas propre à tirer de l'inertie, les organes
internes. Le diaphragme n'aura qu'une agitation obscure, mesurée sur la dose d'irritation, qui lui sera parvenue. Il se balancera
négligemment entre la poitrine et l'abdomen ; les parties contenues dans ces ca-
pacités seront ballottées très-mollement. Les
rapports du diaphragme avec le cerveau lan-
guiront ; l'influence de ce dernier organe sur
le cœur et sur le centre phrénique se re-
lentira de même, et la production de la

chaleur animale, correspondra à l'affoiblisse-
ment des mouvemens.

Ce mécanisme renferme la cause de tous
les phénomènes observés chez les peuples
méridionaux, tels que la fréquence et la
mollesse de leur pouls, leur transpiration ordinairement abondante, leur goût pour le
repos, leur besoin de sommeil, etc., etc...
L'influence cérébrale, moins appelée sur le
reste du corps, est retenue dans la tête pour
l'exercice des sens internes ; voilà l'origine
de la vivacité de leur imagination, de l'exal-
tation de leur sensibilité et de plusieurs maladies morales et physiques, qui découlent
de ces sources. La diminution des déterminations du cerveau sur les autres parties,
l'embarras de la circulation, la lenteur et l'insuffisance de l'action du diaphragme sur les
viscères abdominaux fournissent des raisons
sensibles de la débilité des organes digestifs,
du feible travail qu'on en peut exiger, des
congestions dont ils deviennent souvent les
foyers, des fièvres bilieuses, dysentériques,
putrides, intermittentes, remittentes, ataxi-
ques, nerveuses, etc. qui, de l'aveu de tous les
médecins, règnent spécialement dans les tems
et les climats chauds, de la fièvre jaune, du
tetanos, des abcès au foie aussi communs

sous l'Equateur, qu'ils sont rares dans le Nord. *Bilis autem per œstatem corpus possidet. Hipp., de nat. hom.*

Dans les endroits, d'ailleurs assez rares, dont la température surpasse celle de l'homme, sa chaleur n'y sera pas augmentée ; parce que le mouvement, dirigé de l'intérieur à l'extérieur, qui tend à éliminer la matière de l'excrétion cutanée, repousse le calorique qui se dirige sur le corps humain, en raison de son excès dans l'atmosphère. Il est nécessaire que l'effort de ce dernier soit vaincu par le mouvement excentrique, qui agit très-près de son foyer, et par une double impulsion. En effet, les humeurs s'avancent du centre à la circonférence, en vertu de la détermination qui leur est imprimée par les organes, plus de la raréfaction qui leur est communiquée par le calorique. Par cette dernière seule, le mouvement excentrique est à-peu-près en équilibre avec celui qui apporte le calorique du dehors sur le corps ; car la différence de la température des climats cités comme les plus chauds, à celle de l'espèce humaine, se réduit à quelques degrés. La force, reçue de la part des organes, reste donc presque toute entière pour repousser le calorique ex-

térieur, et maintenir la température spécifique à son point fixe de 98 degrés. Cette
résistance vitale est victorieuse de toute chaleur inférieure à 156 degrés, d'après les expériences de Martine. Celles de Fordyce et
de Tillet la supposent plus puissante encore.
Sonnerat a vu, dans l'île de Luçon, des serpens vivans dans des eaux thermales, sans
augmentation de chaleur marquée. Des arbres y végétaient, quoique les branches et
les feuilles qui étaient hors de l'eau, fussent entierement couvertes de vapeurs. (*V.*
Valm. de Bom. art. poissons. V. Vallis-
niery, etc....)

Il est reconnu que les maladies font varier la
chaleur animale, *quâ corporis parte calor*
inest aut frigus, ibi morbus est. (*Hipp. ap.*
39. Sect. IV ed. foës. p. 1250.) Dans quelques
unes elle semble descendre, celles-ci sont rares.
D'autres élèvent la température plus ou moins
sensiblement selon leur nature, leur siége,
leur intensité. Indépendamment de leurs différences, ces dernières agissent par un mécanisme, qui leur est commun. Dès qu'un obstacle vient à troubler l'ordre général des
mouvemens, ou seulement l'exercice de ceux
qui doivent être exécutés par un organe
particulier, ce trouble devient une cause

ou une occasion déterminante de l'accroissement des actions organiques (*V. Vicq-d'Azyr
Th. de l'infl.*). Si l'embarras est général, les
fonctions vitales augmentent et réunissent
leurs forces pour parvenir à le surmonter :
la fièvre n'a pas d'autres origine. Aussi *Sau-
vages* la faisoit consister dans un excès des
forces vitales sur les forces libres. Elle étoit
aux yeux de *Galien* une puissance qui s'élève
avec force et courage contre sa cause morbifique; à ceux de *Sydenham* un effort institué par
la nature contre la maladie. C'est pourquoi
Hippocrate (*Epid. l. 2*), conseille aux médecins d'allumer quelquefois la fièvre et *Boërhaave* regrettoit avec raison qu'on n'eût pas
pour rappeler la fièvre mal-a-propos arrêtée,
des moyens aussi sûrs qu'on en a pour la sup-
primer, partageant en cela l'opinion de *Celse*,
Ipsa febris sæpè præsidio est. (*Lib. 2 c. 8.*)
On voit que tous considérèrent la fièvre comme
un effort produit par une synergie d'actions
organiques accrues et dirigées contre la cause
morbifique. Or il a été prouvé que tout mouvement est une occasion de génération de
la chaleur animale. Ici encore la théorie proposée trouve une nouvelle confirmation dans
les maladies générales (*V. Stahl et ses discipl.
V. Hoffman de salub. feb.*, etc.) La même
réaction

réaction est provoquée dans les affections locales par le trouble qui tend à suspendre le jeu
d'une partie, l'irritation qui en résulte nécessairement, appèle sur ce point les courans
des humeurs et des oscillations, qui s'y
dirigent d'abord des parties voisines, puis de
celles qui sont éloignées, enfin de toute l'économie (*pars dolens trahit*). Si l'embarras cède
à ces forces et que tout rentre dans l'ordre
sans qu'il y ait eu d'excrétion sensible, on
dit que la maladie s'est jugée par résolution ;
mais si l'obstacle ne peut être levé, cette
continuité d'actions fortes et soutenues entraîne la destruction des parties où s'étoit
formé l'embarras. De là, la suppuration,
les abcès, etc. On voit dans tous ces cas
un appareil de mouvemens qui explique la
chaleur qui se manifeste. L'abaissement de
température qui accompagne un petit nombre de maladies, tient communément à la
suspension ou à la diminution de l'influence cérébrale, soit sur-tout le système, soit
seulement sur une partie : aussi le refroidissement s'observe-t-il dans les affections
nerveuses, les hystéries, les paralysies, les
léthargies, etc. D'autre fois il survient dans
une partie par des circonstances de pression

I

ou d'interruption du système sanguin. Quelles
que soient les causes qui amènent ce refroidissement, général ou partiel, il est toujours
joint à un décroissement marqué de l'action
organique. L'état pathologique ne modifie
pas seulement l'intensité de la chaleur, il en
altère même la nature. Certaines maladies
présentent, au tact de l'observateur, une
chaleur âcre et comme mordante, qui l'affecte désagréablement : telles sont les érysi-
pèles, quelques fièvres bilieuses, etc. (*V.*
Galien, *Pringle*, etc. etc.) Cette modification de la chaleur par les affections mor-
bifiques est une des plus propres à prouver
que la température est sous la dépendance
immédiate de la vitalité. Il seroit facile de
multiplier les citations, et de prouver qu'il
n'existe aucun changement de température
par maladie, qui ne s'explique d'une manière satisfaisante dans l'opinion exposée.
Mais j'abandonne une preuve devenue inutile
par ce qui précède, et je me hâte de conclure que la température des êtres organisés
est une faculté vitale, la somme des températures particulières établies dans chaque organe par sa texture et l'ordre de ses mouvemens, un des grands résultats de cet ensemble d'actions et d'efforts mutuels, qui

constituent le mode d'existence des êtres
animés.

L'explication, qui vient d'être proposée,
étant assise sur les principes le plus généralement avoués, confirmée par une masse
de faits recueillis dans les diverses classes
des êtres organiques, présentant des raisons
aussi satisfaisantes que naturelles de tous
les phénomènes de la chaleur vitale, tant
en santé qu'en maladie, et sous les conditions les plus opposées de l'atmosphère,
semble mériter d'être accueillie ; d'autant
mieux qu'elle affranchit cette faculté de la
vie des lois de la chimie et de la mécanique, qui, de l'aveu de la plupart des médecins, ne sont pas applicables aux phénomènes vitaux. Pour être placée au-dessus des
théories reçues, il ne manque à celle-ci qu'un
défenseur exercé et capable de la faire va-
loir. Cependant, s'il ne falloit que l'appuyer
d'autorités pour lui concilier l'assentiment général, on n'auroit pas de peine à en citer
en sa faveur un très-grand nombre, et qui
sont d'un grand poids ; car les élémens de
cette opinion se trouvent dans Hunter (*Jour-
nal de Physique*), Chambers (*Dict. Encycl.*),
Dumas (*Physiol.*), Cullen (*Médec. Prat.*),

(152)

Bosquillon (*N. sur Cullen*), Pinel (*Encycl. Méth. art. Méd.*), Grimaud, Bordeu, Lacaze, Laroche, Decèze, Barthès, Chaussier, Fouquet, Lamethrie, Stahl, ses disciples, tous les médecins vitalistes, etc. etc....

FIN

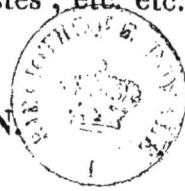

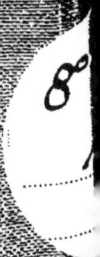

www.ingramcontent.com/pod-product-compliance
Lightning Source LLC
Chambersburg PA
CBHW062007200326
41519CB00017B/4706